Monthly Book *Derma.*

編集企画にあたっ

JN115774

　私が医師になった30年前には漢方処方は「証」を中心にしたものでしたが，患者さんの状態に合わせて「証」を使いこなすには豊富な経験が必要でした．その後，漢方医学教育は2007年より全国80大学（当時）すべての医学教育カリキュラムに組み込まれたので，現在活躍されている若手医師はしっかりとした漢方の基本知識を学んでいます．また，従来漢方に精通している医師も，豊富な経験に基づき継続的・積極的に処方していることから需要は増加しており，現代における漢方治療の位置付けは大いに高まりました．

　今回，『皮膚科ではこう使う！漢方処方ガイド』というテーマで編集企画を任されました．2013年に石井正光先生が『特集／皮膚科漢方処方ベストマッチ22』という企画を組まれて以来，7年ぶりの企画となります．実際に皮膚科ではさまざまな皮膚疾患に多くの漢方が処方されているという現実があります．本誌では日常診療でよく診る，痤瘡，膿皮症，酒皶，アトピー性皮膚炎，痒疹，皮脂欠乏性皮膚炎，乾癬，掌蹠膿疱症，蕁麻疹から膠原病などに対する漢方処方を取り上げました．"皮膚科ではこう使う！"をキーワードに，皮膚科診療の中で各疾患に処方する漢方薬の種類とタイミング，症状などについてはそれぞれ多くの症例を経験されている夏秋先生，山田先生，栁原先生，三澤先生，橋本先生，前田先生にお願いしました．また，季節性や難治性の皮膚疾患に処方する漢方薬については大嶋先生，麻生先生，三田先生に丁寧にわかりやすく解説していただきました．発刊に先立ち原稿を読了しましたが，いずれもすぐに役立つ内容で解説されており，改めて素晴らしい専門家の先生方の熱意あるご執筆に心から感謝します．

　最近では，生物学的製剤など新薬の登場によって皮膚科の治療も複雑になってきております．時として治療に難渋する疾患に対して，私たちが長い歴史を持つ漢方薬を次の一手として使いこなすことができれば，それは治療の武器としての幅が広がることになります．

　皮膚疾患における漢方のエビデンスの集積は，これから皮膚科医にとって大変重要であり，使うからには本当に効くのか，なぜ効いているのかを明確にしていくことこそが，私たちの使命であると認識しています．本特集がその一助となることを願ってやみません．

2020年3月

清水忠道

KEY WORDS INDEX

WRITERS FILE
ライターズファイル
（50音順）

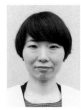

麻生　悠子
（あそう　ゆうこ）

2005年	順天堂大学卒業 同大学医学部附属浦安病院，初期研修医
2007年	福島県立医科大学附属病院皮膚科，助教
2008年	埼玉医科大学総合医療センター皮膚科，助教
2010年	豊岡第一病院皮膚科，医長
2011年	埼玉医科大学総合医療センター皮膚科，助教
2015年	東京女子医科大学附属東洋医学研究所，助教 埼玉医科大学総合医療センター皮膚科，非常勤

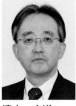

清水　忠道
（しみず　ただみち）

1986年	北海道大学卒業 同大学皮膚科入局
1987年	市立札幌病院皮膚科
1988年	苫小牧王子総合病院皮膚科
1989年	北海道大学皮膚科，医員
1991年	米国マイアミ大学皮膚科，免疫・微生物学教室，研究員
1993年	北海道大学皮膚科，助手
1996年	同，講師
2005年	富山大学皮膚科，教授
2019年	同大学学術研究部医学系皮膚科学（名称変更），教授

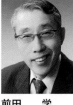

前田　学
（まえだ　まなぶ）

1975年	岐阜大学卒業 同大学皮膚科，助手
1976年	大垣市民病院皮膚科勤務
1977年	岐阜大学医学部，助手
1982年	県立下呂温泉病院皮膚科，医長
1983年	米国テキサス大学植物学科留学，postdoctoral fellow
1986年	岐阜大学医学部附属病院皮膚科，講師
1994年	同大学皮膚科，助教授
1998年	県立岐阜病院皮膚科，部長
2005年	岐阜県総合医療センター皮膚科，部長（名称変更）
2015年	新生会八幡病院皮膚科，部長

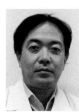

大嶋雄一郎
（おおしま　ゆういちろう）

1999年	愛知医科大学卒業 刈谷総合病院，研修医
2001年	愛知医科大学皮膚科入局
2003年	トヨタ記念病院皮膚科
2005年	愛知医科大学大学院皮膚科学入学
2009年	同大学大学院皮膚科学卒業，医学博士 同大学皮膚科，助教
2011年	同，講師
2016年	同，准教授

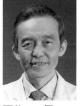

夏秋　優
（なつあき　まさる）

1984年	兵庫医科大学卒業
1988年	同大学皮膚科，助手
1989年	カリフォルニア大学サンフランシスコ校皮膚科，研究員
1991年	兵庫医科大学皮膚科，講師
1995年	大阪府済生会吹田病院皮膚科，医長
1997年	兵庫医科大学皮膚科，講師
2000年	同，助教授
2009年	同，准教授

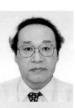

三澤　恵
（みざわ　めぐみ）

2003年	富山医科薬科大学卒業 同大学皮膚科入局
2006年	富山大学付属病院皮膚科，助手
2008年	同，助教
2011年	同，診療講師
2013年	同，講師
2014年	同，診療准教授・医学博士号取得

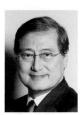

三田　哲郎
（さんだ　てつお）

1984年	東海大学卒業 名古屋大学医学部付属病院皮膚科，医員(研修医)
1985年	社会福祉法人聖霊会聖霊病院皮膚科，医員
1990年	愛知県厚生連加茂病院皮膚科，医員
1991年	名古屋大学皮膚科，助手，医学博士
1993年	愛知医科大学皮膚科，講師
1995年	三田皮フ科クリニック，院長

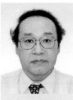

橋本　喜夫
（はしもと　よしお）

1983年	旭川医科大学卒業 同大学皮膚科入局
1988年	旭川厚生病院皮膚科，医長
1989年	旭川医科大学皮膚科，助手
1992年	同，講師
1998年	同，助教授(准教授)
2006年	旭川厚生病院皮膚科，主任部長
2014年	同病院皮膚科，診療部長兼臨床研修センター長兼皮膚科主任部長
2015年	旭川医科大学，臨床指導教授

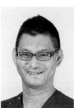

栁原　茂人
（やなぎはら　しげと）

2005年	関西医科大学卒業
2007年	大阪市立大学大学院医学研究科皮膚病態学講座
2013年	博士(医学)取得
2014年	鳥取大学感覚運動医学講座皮膚病態学，助教
2017年	近畿大学皮膚科学教室，講師

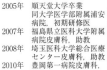
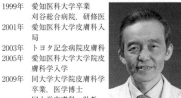
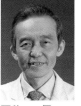
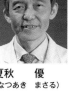
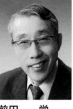
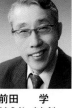
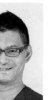

山田　秀和
（やまだ　ひでかず）

1981年	近畿大学卒業
1989年	同大学大学院修了，医学博士取得(この間，オーストリア政府給費生(オーストリアウイーン大学皮膚科，米国ベセスダNIH免疫学教室)) 近畿大学皮膚科，講師
1995年	同大学，在外研究員（ウイーン大学）
1998年	同大学医学部奈良病院皮膚科，助教授
2005年	同，教授
2007年	同大学アンチエイジングセンター（併任）

INDEX

Monthly Book *Derma.* No. 295／2020.4 ◆目次

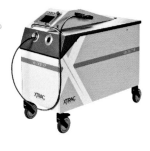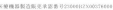

皮膚科ではこう使う！漢方処方ガイド

◆編集企画／富山大学教授　清水　忠道　　◆編集主幹／照井　正　　大山　学

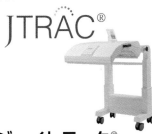

Monthly Book Derma. 創刊 20 周年記念書籍

そこが知りたい 達人が伝授する
日常皮膚診療の極意と裏ワザ

■編集企画：宮地　良樹
（滋賀県立成人病センター病院長/京都大学名誉教授）
B5 判　オールカラー　2016 年 5 月発行
定価（本体価格 12,000 円＋税）　380 ページ
ISBN：978-4-86519-218-6 C3047

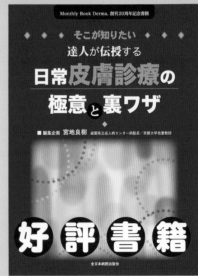

おかげをもちまして創刊 20 周年！
"そこが知りたい" を詰め込んだ充実の一書です!!
新薬の使い方や診断ツールの使いこなし方を分かりやすく解説
し，日常手を焼く疾患の治療法の極意を各領域のエキスパート
が詳説．「押さえておきたいポイント」を各項目ごとにまとめ，
大ボリュームながらもすぐに目を通せる，診療室にぜひ置いて
おきたい一書です．

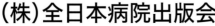 （株）全日本病院出版会

〒 113-0033　東京都文京区本郷 3-16-4
TEL：03-5689-5989　FAX：03-5689-8030
www.zenniti.com
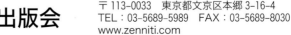

MB Derma, 295：1-7, 2020.

◆特集／皮膚科ではこう使う！漢方処方ガイド
痤瘡，膿皮症に対する漢方処方

夏秋　優*

Key words：尋常性痤瘡（Acne vulgaris），慢性膿皮症（chronic pyoderma），毛包炎（folliculitis），慢性炎症（chronic inflammation），漢方治療（Kampo therapy）

Abstract　尋常性痤瘡や慢性膿皮症は毛包を中心とした慢性炎症性疾患であり，再発性で，難治性に経過する．西洋医学的な治療選択肢は多いが，長期間の服用が可能である漢方薬は優れた治療選択肢であり，西洋医学的な治療と漢方治療を適切に併用するのが実用的である．痤瘡に対する漢方治療では清熱剤（十味敗毒湯，荊芥連翹湯，清上防風湯）と駆瘀血剤（当帰芍薬散，桂枝茯苓丸，桂枝茯苓丸加薏苡仁，加味逍遙散，桃核承気湯）をうまく組み合わせることで良好な治療効果が期待できる．慢性膿皮症では荊芥連翹湯と駆瘀血剤の併用が有効な症例がある．治療効果を高めるためには食生活やストレスなどの悪化要因対策も重要である．

はじめに

　尋常性痤瘡は思春期以降に発症する顔面，胸背部の毛包脂腺系を場とする脂質代謝異常（内分泌的因子），角化異常，細菌の増殖が複雑に関与する慢性炎症性疾患である，と定義されており，臨床的には毛包脂腺系を反応の場として面皰を初発疹とし，紅色丘疹，膿疱，さらには囊腫，硬結の形成もみられ，炎症軽快後に瘢痕を生じることがある[1]．

　尋常性痤瘡は思春期を中心に 10～30 歳代に好発し，脂漏部位である顔面，前胸部，背部などに皮疹が好発する．特殊な型として新生児痤瘡，集簇性痤瘡，毛包虫性痤瘡，薬剤性痤瘡（ステロイド痤瘡を含む）などがある．

　一方，慢性膿皮症は多発性の毛包の閉塞病変などに細菌が感染し，炎症反応や肉芽腫性変化が長期間持続する慢性膿瘍性疾患の総称である．この疾患のなかには，頭部慢性膿皮症と呼ばれる一連の疾患群（禿髪性毛包炎，ケロイド性毛包炎，頭部

乳頭状皮膚炎，膿瘍性穿掘性頭部毛包周囲炎），臀部慢性膿皮症や化膿性汗腺炎が含まれる[2]が，臀部慢性膿皮症は化膿性汗腺炎と同一疾患とされている．また，集簇性痤瘡は慢性膿皮症の一種とも考えられる．

　このように，痤瘡や慢性膿皮症は毛包を中心とした慢性炎症性疾患であり，再発性で，難治性に経過することが多い．そのため，西洋医学的治療だけではなく，漢方治療で対応することも視野に入れる必要があり，これらの疾患に対する漢方処方の知識は皮膚科医にとって重要である．本稿では痤瘡，慢性膿皮症に対する漢方薬の選択について，筆者の経験に基づいた見解を述べる．

痤瘡における漢方治療の位置づけ

　痤瘡の西洋医学的な治療としては，外用薬ではアダパレン，過酸化ベンゾイル，抗菌外用薬が主に用いられ，内服薬では各種の抗菌薬（ドキシサイクリン，ミノサイクリン，ロキシスロマイシン，ファロペネムなど）が用いられている．これらは尋常性痤瘡治療ガイドライン[1]で，推奨度 A（行うよう強く推奨する）または B（行うよう推奨する）

* Masaru NATSUAKI，〒663-8501 西宮市武庫川町 1-1　兵庫医科大学皮膚科学教室，准教授

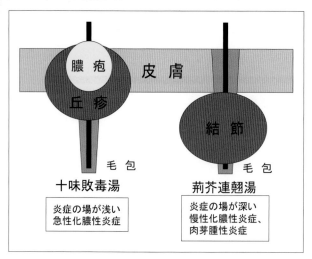

図 1. 十味敗毒湯と荊芥連翹湯が適用される病態

に位置づけられており，当然ながら一定の効果を
あげている．

　しかし漢方薬については，炎症性皮疹に対して
「他の治療が無効，あるいは他の治療が実施でき
ない状況では」という条件つきで，荊芥連翹湯，清
上防風湯，十味敗毒湯が推奨度 C1（選択肢の一つ
として推奨する），黄連解毒湯，温清飲，温経湯，
桂枝茯苓丸は C2（行ってもよいが推奨はしない）
という位置づけになっている．また，面皰に対し
ては荊芥連翹湯が C1，黄連解毒湯，十味敗毒湯，
桂枝茯苓丸は C2 であるが，いずれも有効性を示
すエビデンスのレベルとしては高くなく，決して
有効な治療法とは認識されていない．これは，痤
瘡に対する漢方治療として報告されている文献の
ほとんどが症例集積研究になっているからで，二
重盲検比較試験の実施しにくい漢方薬の分野では
やむを得ない事情ともいえる．さらに，漢方薬は
個々の患者の病状や体質（東洋医学的な「証」）に応
じて使い分ける必要があるために，西洋医学的な
病名に対して一律の処方で効果を検討することが
適切ではない治療法である，ということも，エビ
デンスのレベルを上げることが困難な理由であろ
う．

　実際の臨床では，痤瘡用外用薬による刺激感や
接触皮膚炎などによって使用が困難な状況が少な
くない．また，内服抗菌薬は一時的な効果はある
ものの，長期間の服用に伴う副作用も懸念され

る．したがって，慢性疾患である痤瘡に対して，
安心して長期間の服用が可能である漢方薬は治療
手段として優れた選択肢であり，そのニーズも高
い．つまり，西洋医学的な治療法を実施しつつ，
必要に応じて漢方治療を併用する，あるいは切り
替えていく，という治療戦略が実用的だと思われ
る．

痤瘡の漢方治療

　痤瘡に対する漢方薬の選択として，清熱剤（炎
症反応を抑える薬剤）と駆瘀血剤（血流うっ滞を改
善する薬剤）をうまく組み合わせるのがよい[3]．

　清熱剤としては十味敗毒湯，荊芥連翹湯，清上
防風湯がよく用いられる．その使い分けとして，
十味敗毒湯は炎症反応が比較的弱く，毛包の比較
的浅い部分に生じた炎症による小丘疹や小膿疱が
散発性に認められる痤瘡に用い，荊芥連翹湯は浸
潤を伴う紅斑，結節や膿疱を認め，毛包を中心と
した炎症反応の場が深くて慢性化した痤瘡に用い
る（図1）．清上防風湯は炎症反応が強く，膿疱が
多発するような化膿傾向の強い痤瘡に用いる．炎
症症状が強い場合は同じく清熱剤である黄連解毒
湯を用いてもよい．しかし実際には化膿傾向が強
ければ必要に応じて適切な抗菌薬を併用するべき
である．

　通常，十味敗毒湯や清上防風湯，黄連解毒湯な
どは早ければ投与後数日以内に効果が認められる
ことが多く，症状が改善すれば服薬量を減らして
もよい．また，効果を確認しながら短期間の処方，
あるいは症状悪化時の頓用処方として活用する方
法もある．荊芥連翹湯は慢性炎症に対する体質改
善薬として，長期間の服用にも適している．

　痤瘡は毛包での炎症反応に伴って毛包の破壊，
局所血流の停滞やそれに伴う老廃物の貯留などを
生じ，炎症が慢性化することで硬結，血疱，嚢腫
の形成や瘢痕に至る場合がある．このような状態
は東洋医学的には「瘀血」ととらえることができる
ので，いわゆる駆瘀血剤と呼ばれる漢方薬として
当帰芍薬散，桂枝茯苓丸，桂枝茯苓丸加薏苡仁，

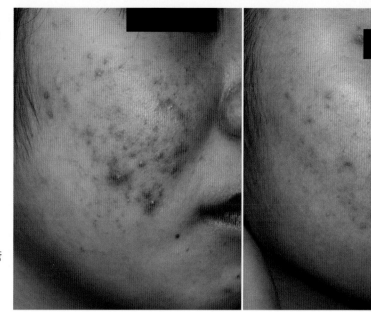

a｜b

図 2.
症例 1：尋常性痤瘡
　a：初診時
　b：漢方治療後

加味逍遙散，桃核承気湯などが用いられる．当帰芍薬散は色白の肌タイプで冷え症，肩こりや浮腫を生じやすい体質の痤瘡に用い，桂枝茯苓丸は肩こり，冷え症，月経不順などがあり，赤みを伴った痤瘡瘢痕を形成する場合に用いる．痤瘡瘢痕に加えて毛包漏斗部の閉塞で面皰を生じやすい体質では桂枝茯苓丸加薏苡仁を選択するほうがよい．加味逍遙散は肩こり，ストレスに伴うイライラ感を生じやすく，月経前に症状が悪化する傾向のある痤瘡に効果を発揮する．桃核承気湯は月経不順で便秘傾向がある場合に用いる．

痤瘡治療としての駆瘀血剤は清熱剤との併用で処方する場合が多いが，清熱剤で炎症反応が落ち着いた後，新たな痤瘡の出現を抑える，あるいは炎症が沈静化した後に生じた痤瘡瘢痕を改善させる目的で長期間，継続して処方する場合もある．

膿皮症の漢方治療

一般に慢性膿皮症は難治性であり，西洋医学的には抗菌薬療法を中心に，必要に応じて切開排膿処置を行い，症例によっては病巣部の切除，植皮手術まで行う場合もある．また，激しい炎症症状に対してはステロイドが必要になる症例もある．近年では化膿性汗腺炎に対して生物学的製剤であるアダリムマブが適用されたので，治療の幅がで

きたが，薬価と患者負担を考慮すると安直に実施することはできない．

漢方治療でも，著効を期待することはできないが，慢性炎症に対する体質改善薬としての荊芥連翹湯がある程度の効果を発揮する症例がある．桂枝茯苓丸などの駆瘀血剤を併用することで，さらなる改善効果が得られる場合もある．しかし実際には痤瘡ほど臨床効果が明確ではないというのが実感である．

痤瘡，膿皮症に対する漢方治療症例

＜症例 1＞21 歳，女性．尋常性痤瘡

現病歴：数年前から顔面に痤瘡が出現し始めた．軽快と悪化を繰り返しており，ストレスや睡眠不足で悪化しやすい．便通は 2 日に 1 回程度でやや便秘傾向．月経はやや不順．

現　症：両頬部に紅色丘疹が多発し，一部では膿疱を伴う（図 2-a）．

治療と経過：十味敗毒湯エキス顆粒 7.5 g 分 3（毎食前）を処方し，2 週間後には膿疱はほぼ消褪，紅色丘疹もやや改善した．便秘に対応するため，桃核承気湯エキス顆粒 5.0 g 分 2（朝食前と眠前）の処方を追加したところ，便秘は改善し，皮疹はさらに改善傾向を示した．その後，月経不順で生理痛が強いこと，やや冷え症で肩こりをしやすい

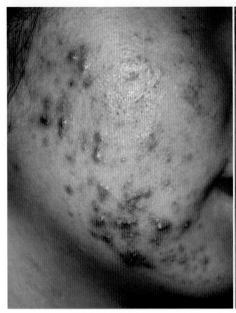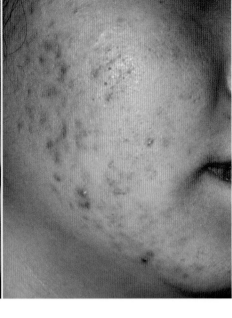

図 3.
症例2：尋常性痤瘡
　a：初診時
　b：漢方治療後

ことから当帰芍薬散エキス顆粒7.5 g分3(毎食前)の処方を追加し，十味敗毒湯は1日2.5〜5.0 gに減量して経過を観察したところ，皮疹は著明に改善し(図2-b)，月経周期も順調になり，生理痛も軽減した.

＜症例2＞20歳，女性．尋常性痤瘡

　現病歴：約3年前から顔面に痤瘡が出現し，皮膚科で外用薬やミノサイクリン内服などで加療されたが皮疹はあまり改善しない．便秘や月経不順なし.

　現　症：両頬部から下顎部に紅色丘疹が多発し，膿疱を伴う(図3-a).

　治療と経過：十味敗毒湯エキス顆粒7.5 g分3(毎食前)を処方し，6週間後には紅色丘疹はかなり消褪したが浸潤と瘢痕が残存していたため，荊芥連翹湯エキス顆粒7.5 g分3(毎食前)を追加処方したところ6週間後には著明に改善した(図3-b).

＜症例3＞28歳，女性．尋常性痤瘡

　現病歴：高校生ごろより額に痤瘡が出現したが放置していた．2年前より頬部や下顎部に皮疹が多数出現するようになり，皮膚科で治療を受けたが軽快せず，薬局の漢方薬を内服したが軽快しなかった．便通は2〜3日に1回程度で便秘気味．月経はやや不順.

　現　症：左右の下顎部に暗赤色丘疹，紫紅色調の瘢痕，嚢腫が多発する(図4-a).

　治療と経過：荊芥連翹湯エキス顆粒7.5 g分3(毎食前)と桃核承気湯エキス顆粒5.0 g分2(朝食前と眠前)を処方した．その結果，皮疹は著明に改善し始め，3か月後には丘疹や瘢痕はほとんど目立たなくなった(図4-b).

＜症例4＞18歳，女性．集簇性痤瘡

　現病歴：中学生ごろより顔面に痤瘡が出現し始めたが，洗顔などで軽快していた．約1年前より皮疹が悪化し始め，某医で漢方薬による治療(十味敗毒湯，当帰芍薬散など)を受けて一時的には改善していたが，数週間前から悪化し，抗菌薬を内服しても改善しない．便通は2日に1回．月経はやや不順で，月経前に皮疹が悪化する.

　現　症：両頬部に紅色丘疹，膿疱が集簇性に存在し，一部では融合して結節状を呈する(図5-a).

　治療と経過：荊芥連翹湯エキス顆粒7.5 g分3(毎食前)と十味敗毒湯エキス顆粒2.5 g分1(朝食前)の処方で1か月後には少し改善．その後，荊芥連翹湯エキス顆粒7.5 g分3(毎食前)に加味逍遙散エキス顆粒5.0 g分2(朝夕食前)の処方に変更し，2か月後には皮疹は著明に改善した(図5-b).その後，同処方を継続することで皮疹はさらに改善し，約1年後には治療を終了した.

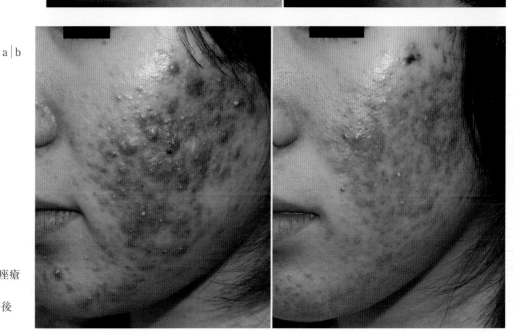

図 4.
症例 3：尋常性痤瘡
　a：初診時
　b：漢方治療後

a│b

図 5.
症例 4：集簇性痤瘡
　a：初診時
　b：漢方治療後

a│b

＜症例 5＞20 歳，男性．頭部慢性膿皮症

　現病歴：約 2 年前より頭部に痛みを伴う紅斑，丘疹，膿疱が出現し，皮膚科で抗菌薬や切開・排膿処置などの治療を受けるも再発性，難治性に経過．便秘なし．足がやや冷えやすく，肩こりを生じやすい．

　現　症：頭部全体に紅色丘疹，膿疱，浸潤性紅斑が多発・融合し，脱毛斑を多数認めた（図 6-a, b）．

　治療と経過：荊芥連翹湯エキス顆粒 7.5 g 分 3（毎食前）と桂枝茯苓丸エキス顆粒 7.5 g 分 3（毎食前）を処方した．治療を開始して 2 か月後には丘疹，膿疱の新生はなくなり，瘢痕部は縮小して発毛を認めるようになった（図 6-c）．4 か月後には頭髪も伸びて瘢痕もほとんど目立たなくなった（図 6-d）．

漢方薬処方のコツと注意点

　医療用の漢方エキス製剤は，個々の漢方薬の構成生薬や含有量，1 包の量（グラム数）などがメー

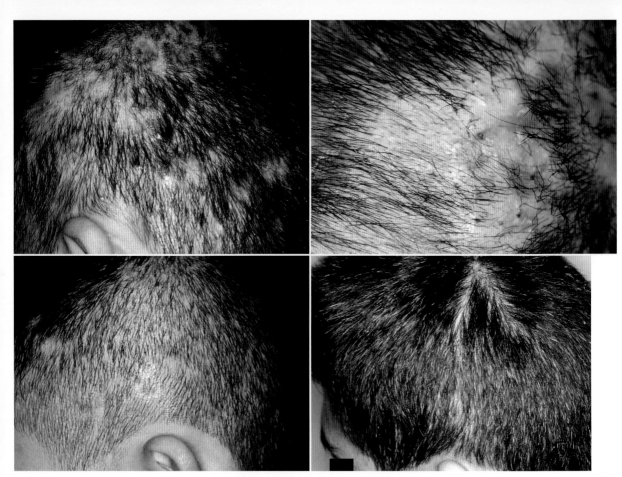

図 6. 症例 5：頭部慢性膿皮症

a：初診時の頭皮　　　　　b：初診時の脱毛斑
c：漢方治療 2 か月後　　　d：漢方治療 4 か月後

|a|b|
|c|d|

カーごとに異なっている場合がある．また，剤型もメーカーによって顆粒，細粒，錠剤，カプセルなどがあり，症例ごとに使い分けるとよい．構成生薬の相違による薬効の差については，個人的な見解としてはあまり実感していない．

単独の漢方薬で効果が出にくい場合は複数の漢方薬を併用する必要があるが，個々の患者の東洋医学的な病態をいかにとらえ，何を改善させるためにどの処方を併用すべきか，その意図を明確にすることが重要である．併用することによる生薬成分の重複（特に甘草）にも注意を払う必要がある．複数の方剤を併用する場合，保険診療では通常は 2 剤までしか認められないことに留意する．また，他の疾患で他院からも漢方薬が処方されている場合もあるので，生薬の重複を避けるためにも，お薬手帳などで服薬状況を確認する必要がある．

漢方薬は一般的には食前か食間の空腹時の服用が理想とされているが，忙しい現代人にとって必ずしも空腹時に服用できず，結局は指示通り服用できない処方薬が大量に余っていることが多い．必要量が服用できなければ効果も期待できない．そこで，服薬指導として必ずしも空腹時にこだわらず，食後になっても服用してもよいことを説明することで，服薬忘れを減らすことができる．

漢方薬の副作用は比較的少ないとされているが，甘草による偽アルドステロン症，地黄による胃腸障害，黄芩による間質性肺炎や肝障害，山梔子による腸間膜静脈硬化症などには注意が必要である．また，桃核承気湯のように大黄を含む方剤では，投与量や症例によっては下痢を生じるので，排便状況に合わせて内服量を調節するように指導する必要がある．

痤瘡に限らないが，疾患が難治性に経過する背景として，日常の食生活や生活リズム，睡眠時間など，生活習慣に問題がある事例も多い．また，患者を取り巻く社会環境やストレスなども悪化要因になっている場合が多い．漢方処方で思うような効果が得られない場合，これらの悪化要因を見直して生活(特に食生活)の改善をはかるよう助言することも重要である．

なお，本稿で紹介した漢方薬には，痤瘡に対して保険が適用されていない(効能として認められていない)方剤も多いので，実際の運用の際には随伴する症状(浮腫，月経不順，便秘など)を勘案して病名を選び，適切な処方をしないと保険診療としては認められないので注意されたい．

おわりに

本稿では，個々の漢方薬の出典，構成生薬や，その薬理作用，保険適用病名，効果のエビデンス，痤瘡や膿皮症以外への応用などについては割愛した．詳細については各メーカーのインタビューフォームや拙著[4]~[6]などを参照されたい．また，漢方薬の有効性を高めるためには，東洋医学的理論を学ぶ必要があるので，東洋医学関連の学会や勉強会，書物などで知識を高めることが重要である．

文 献

1) 林　伸和ほか：尋常性痤瘡治療ガイドライン 2017. 日皮会誌，**127**：1261-1302，2017.
2) 清水　宏(著)：あたらしい皮膚科学，第3版，中山書店，2018.
3) 夏秋　優：知っておきたい痤瘡の漢方治療．日皮会誌，**121**：3166，2011.
4) 夏秋　優：難治性皮膚疾患に対する荊芥連翹湯の応用．皮膚科における漢方治療の現況，**7**：25-34，1996.
5) 夏秋　優：【皮膚科漢方処方ベストマッチ22】十味敗毒湯(抗炎症・抗化膿)．*MB Derma*，**211**：25-29，2013.
6) 夏秋　優：【皮膚科漢方処方ベストマッチ22】荊芥連翹湯(抗炎症・抗化膿)．*MB Derma*，**211**：33-37，2013.

漢方は、自然から。

漢方は、たくさんの人の手と想いを経て生まれます。

長い年月をかけて、樹木が豊かな山を育み、

その山で水が蓄えられる。

山で磨かれた水が、生薬をつくるための畑に注がれ、

生産農家のみなさんによって大切に育てられる。

人が本来持っている自然治癒力を高め、

生きる力を引き出すことを目的とした

漢方にとって、

「自然」はいのちを強くする力そのものです。

その力をそこなうことなく、

すべての人が受け取れる形にして届けたい。

そして健康に役立ててほしい。

100年以上、自然と向き合いつづけてきた

私たちツムラの願いです。

自然と健康を科学する。漢方のツムラです。

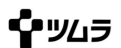

www.tsumura.co.jp

MB Derma, 295：9-14, 2020.

◆特集／皮膚科ではこう使う！漢方処方ガイド

酒皶に対する治療―漢方療法を考える―

山田秀和*

Key words：酒皶(rosacea)，黄連解毒湯(Orengedokuto)，白虎加人参湯(Byakkokaninjinto)，桂枝茯苓丸(Keishibukuryogan)，通導散(Tsudosan)，パルスダイレーザー(pulsed dye laser)

Abstract　酒皶は一般的な疾患ではあるが，原因が不明で，長期にわたり次第に増悪していく経過をたどる．顔面に毛細血管，紅斑，丘疹を起こす，見た目に影響のある疾患である．国内未承認の薬剤が多くあり，日常診療で苦慮することが多い．標治として，清熱剤や，本治としての駆瘀血剤が有用な場合がある．黄連解毒湯，白虎加人参湯，十味敗毒湯，当帰芍薬散，桂枝茯苓丸，加味逍遙散，などの処方が有用であろう．養生も重要であることから，運動，食事，精神，環境を含んだ統合的医療を考慮すべきであろう．敏感肌と呼ばれる易刺激性の皮膚の状況とどのように付き合うかを指導することや，全身性疾患との関係をどのように考えるかなど，腸脳皮膚相関に配慮した治療がよいと考える．なお，PDLの治療も考慮するとよい．

はじめに

酒皶は比較的よくある疾患だが，治療に難渋する疾患である．日本でのガイドラインは作成中と聞くが，まだ公表されていないので，欧米のリコメンデーション[1]を基本に記載することとしたい．このため，日本の現状とかけ離れている．ただ，日本では漢方や養生などの東洋医学的手法が役立つと思われるので，参考にしていただければ幸いである．

定　義

酒皶は比較的受診頻度が高い疾患に属すが，その割には治療に難渋していることが多い．慢性に進行し，長い年月で見ると，患者もあまり効いていない印象を持っていることが多い．最初はニキビや赤ら顔，あるいは脂漏性皮膚炎様皮疹として来院してくる．

酒皶は，赤み，紅潮，およびしばしば毛細血管拡張症，肌荒れ，ニキビ，稀に目の充血を起こす皮膚所見を特徴とする皮膚の一般的な慢性疾患である．主に頬，顎，鼻，および額の中央部の凸面に及び，上体幹にまで及ぶことがある．全体的に，寛解と再発を繰り返す．

多くの患者は，顔のほてり，フラッシュのような表現をする．冬場や夏場の，温度変化の激しい場所での顔面の紅潮を訴えることが多い．なお，循環器関連薬，カルシウムチャネルブロッカーの投与でも同様の症状を訴えるが，通常は，耐性ができるとされている．これは酒皶とはされていない．

並存症

並存症の報告は，原因不明の疾患の場合，全身からみた関連因子を想像するうえで重要である．特に養生を考えるうえでは大変参考になる．

酒皶と消化管疾患[2](celiac disease, Crohn disease, ulcerative colitis, irritable bowel syn-

* Hidekazu YAMADA，〒630-0293 生駒市乙田町1248-1　近畿大学奈良病院皮膚科，部長/同大学アンチエイジングセンター，教授，副センター長

表1. 重症度分類(National Rosacea Society Expert Committee(eds)：J Am Acad Dermatol,
50(6)：907-912, 2004. より)

- ●紅斑の程度による重症度判定基準：
  0：症状なし，1：軽度(淡紅斑のみ)，2：中等度(軽度の浸潤を伴う)，3：重度(浮腫を伴うもの)
- ●丘疹・膿疱の程度による重症度判定基準：
  0：症状なし，1：軽度(少数個の丘疹・膿疱の存在)，2：中等度(数個以上の丘疹・膿疱の存在，局面の形成なし)，
  3：重度(多数の丘疹・膿疱の存在，局面の形成あり)
- ●鼻瘤の程度による重症度判定基準：
  0：症状なし，1：軽度(鼻部の丘疹の集簇から軽度の腫脹)，2：中等度(鼻部のびまん性腫脹から軽度の鼻形状変形を
  伴う)，3：重度(高度の鼻形状変形を伴う)
- ●眼症状の程度による重症度判定基準：
  0：症状なし，1：軽度(結膜の軽度充血)，2：中等度(眼瞼皮膚側に及ぶ充血から紅斑)，3：重度(眼球・眼瞼結膜およ
  び皮膚側のびまん性充血・紅斑)

表2. 養生(生活上の悪化因子)(文献8より)

- ●室温の変化(暑いところから寒いところへ，寒いところから
  暑いところへ)
- ●太陽光線(温度変化だけでもない)
- ●刺激物スパイスの摂取(カレー，キムチなど香辛料入りの食事)
- ●アルコール摂取
- ●運動(体温の上昇，日光)
- ●精神的ストレス(交感神経・副交感神経)
- ●ステロイド外用剤
- ●易刺激性の皮膚(敏感肌)；収斂剤，メントール，界面活性剤
- ●タクロリムス軟膏(極めて稀)
- ●薬(降圧剤)，
- ●更年期のホットフラッシュ
- ●ニコチン酸アミド摂取時の副作用

運動，食事，精神，環境について解説するのがよい.

drome)との関連や，酒皶と脂質異常症[3](台湾か
らの報告)，酒皶と甲状腺癌[4]，基底細胞癌[4]，膠
原病[5]，アルツハイマー[6]など多くの疾患の並存症
の報告がある.

他の臓器での炎症との関連性がうかがわれるの
で，腸脳皮膚相関の観点からの対応が必要と思わ
れ，養生の立場に立った治療が必要であろう.

患者への経過の説明

原因が不明のため，治療法も対症療法になる.
長期にわたって悪化していくことが多いので，長
期の治療が必要である. 寛解増悪を繰り返すこと
も多く，治療途中で患者に病気の自然史を説明し
ておくことが重要である. 養生が役立つ可能性が
あることと，悪化因子の回避を定期的に話すのが
よい. 固定した毛細血管拡張が現れたら，パルス
ダイレーザー(PDL)などの物理的治療も考慮す
ることを話しておくと，対応が容易である.

酒皶の病型

一般的には酒皶は，臨床型として紅斑血管拡張
型，丘疹膿疱型，鼻瘤型，眼型の4つに分けられ
ている[7]が，同時に重複している例も多い.

一般には，紅斑血管拡張型は生活習慣の改善で
も軽快する症例があると思うが，難治例も多い.
紅斑血管拡張型は慢性光老化と鑑別することが診
断上では重要である. 丘疹膿疱型では，痤瘡や脂
漏性皮膚炎，口囲皮膚炎，毛包虫皮膚炎との鑑別
が必要である.

重症度の判定には，表1が挙げられる.

生活上の悪化因子[8](表2)

室温の変化，太陽光線，刺激物スパイスの摂取，
アルコール，運動，精神的ストレス，薬(降圧剤)，
更年期のホットフラッシュ，ニコチン酸アミド摂
取時の副作用，ステロイド外用剤.

診 断

紅斑(赤ら顔)，痤瘡様丘疹・膿疱症状，肉芽腫
変化(鼻瘤)，眼瞼結膜や眼球結膜の充血，の4主
症状がある. 主に顔面の中央にあること，悪化因
子との関連がある，痤瘡とは鑑別できる(面皰が
ない)，などにより診断する. 過敏性の皮膚である
ことが多い. 急なほてり(フラッシング)は酒皶の
場合も，更年期障害，心理的な場合もあり，診断
がつかない場合もある.

養 生

酒皶の場合は慢性で長期に続くため，養生は大

変重要である．運動などの場合，体温を上げた後の赤みが強いことが気になる場合もあろう．食事はカレー，辛子など，いわゆる刺激物で悪化しやすいといわれる．また最近は，腸内フローラとの関係もくずれ始めており，精神的にはストレスへの対応を呼吸法などでコントロールすべきとされる．環境としては，皮膚における *Demodex folliculorum*，*Bacillus oleronius* が従来の治療のターゲットであったが，腸脳皮膚相関の立場でも腸管で *Helicobacter pylori* との関係が指摘されており，注目を集めている．

易刺激性の皮膚があることから，部屋の温度に気を配り，紫外線や化学物質などを避けるべきである．また化粧をする場合も，収斂剤，メントール，シャンプー(界面活性剤，ラウリル硫酸ナトリウム)などは肌に非常に刺激を与えるので，低い温度の温水でこすらないように洗うなどの指導が必要であろう(表2)．

治　療

一般的な治療の前に，酒皶の診断，治療を困難にしている現象にフラッシングがある．

1．フラッシングの対応

酒皶の際にもフラッシングといわれる，短時間の顔面紅潮が生じることがあるが，酒皶と診断できない場合でも同様の症状で治療を求める患者がおり，治療に苦慮する．アルコール誘発性の潮紅は抗ヒスタミン薬とアスピリンの服用で回避できるといわれている．降圧剤(カルシウムチャンネルブロッカー)で起こる紅潮は，長期間の投与で治まることがある．更年期障害の際のフラッシングは，エストロゲン以外では選択的セロトニンおよびノルエピネフリン再取り込み阻害薬，ガバペンチン，クロニジンが報告されている[9]．皮膚のタイプによって二次的に紅潮しやすい人は，緑の色合いの化粧品を使用することで赤みを相殺できる可能性がある[10]．

2．一般的治療

治療は臨床症状の重症度に準じる．日本では酒皶での医療承認が取れた薬剤がないので，皮膚科医が工夫しているのが現状であろう．このため，初期治療がやや困難である．

重要な症状を呈する場合は，ドキシサイクリンなどの経口テトラサイクリンを使うことが多い．ここでの抗生物質は抗菌特性のためではなく，抗炎症効果のために使用されている．

通常2〜3か月で様子をみるが，改善がみられるまで薬剤の変更を行いながら治療を続ける．6〜12か月の継続的な治療期間の後，漸減療法にして中止とするが，多くは中止とともに再発するか悪化する．

3．紅斑血管拡張型

a）薬物療法

酒皶の持続性顔面紅斑に対する有効性があるのは，局所ブリモニジン[11]（非選択的 $\alpha2$ レセプター阻害剤，抹梢血管収縮目的；MIRVASO® ブリモニジン酒石酸塩 0.33％を含有するゲル剤(国内未承認)）といわれている[10]．赤ら顔という観点では，赤みを減らす目的でクロニジン，β 遮断薬，抗うつ薬，ガバペンチン，局所オキシメタゾリンの報告がある[8]〜[15]が，酒皶の適応があるわけではない．さらに副作用の問題を考慮する必要がある．

b）丘疹が出てきている場合

メトロニダゾール軟膏がある場合(院内製剤)は第一選択であろうが，日本では，ミノサイクリンの使用が多いと思われる．ブリモニジンは一般的な赤みが最小限に抑えられるとのことで，欧米では承認され使用されているが，十分コントロールできない症例もあり，紅斑を治療するためにはよいが，丘疹，膿疱には影響を及ぼさないとされている．

海外では，その他の局所治療の選択肢には局所アゼライン酸，スルファセタミド/硫黄，過酸化ベンゾイルなどの薬剤を使ってみる(国内の適応がない)のが一般的なようだ[12]．なお，局所的なアゼライン酸では刺激性のため，酒皶の悪化となる場合がある．

多くが丘疹膿疱性酒皶の患者を対象とした研究

で，局所抗菌薬，アゼライン酸，経口抗生物質が酒皶関連の顔面紅斑の軽減に有益であるとされている．残念ながら，日常臨床では紅斑血管拡張型の治療の有効性を評価した研究は少ない．経験的には，丘疹膿疱性疾患に使用される薬剤による顔面紅斑や毛細血管の拡張のある症例では，満足されるケースは稀だ．丘疹・膿疱症状に対しては，低用量ドキシサイクリン（1日100 mg）内服を基本としている．外用は，特に保険適用の薬はなく，メトロニダゾール軟膏（院内製剤；商品はない），アゼライン酸軟膏（クリニックでの化粧品として可能），レチノイド外用剤（ディフェリン®），タクロリムス（プロトピック®）などがある．

重症例では，経口イソトレチノイン，局所トレチノイン，およびスピロノラクトンが使われることがある．欧米では，すべての薬剤が無効の場合，胎児催奇形性，自殺企図などの回避プログラムに則ってイソトレチノインの内服をする場合がある．イベルメクチン[13]も使うという報告がある．

鼻瘤などでは美容的に問題があれば，凍結療法や，毛細血管拡張なら IPL や PDL[14]などが使われる．

疾患の自然史と注意点

多くが慢性で，10歳代から頬が赤くて困るという訴えの場合もあるが，これを酒皶と診断できるかが不明の場合がある．いわゆる赤ら顔で，緊張性のものもあり，交感神経過緊張ととる場合もあろう．酒皶の本来の特徴は顔面中央に出るので，美容上でも気にする患者は多い．また，日本ではあまり指摘されないが，角膜炎の合併している症例[15]も意外に多いので注意が必要である．

30歳代以降になると光老化と混じる場合も多く，明らかに日光露光部に一致して，毛細血管拡張がみられる場合が多い．鼻周囲に毛細血管拡張がダーモスコピーでもみられる場合は，毛細血管拡張症ととらえることが可能で，外気温や，精神的ストレスなどの短時間の変動では変化がない場合は，年単位の長期の漢方処方や，PDL[16]がよい

と考えている．なお，膠原病などでの長期のステロイド内服やステロイド外用の顔面使用においても毛細血管拡張が起こるが，多くが長期の使用で，毛細血管も太くなっており，通常治療で改善しない場合は PDL 治療が有効と考えている．

西洋薬での治療では，ステロイド外用剤の長期投与による酒皶様皮膚炎が問題になることがある．通常の治療は，ステロイド投与を中止するのが基本だが，多くの場合，基本に原疾患がある場合があり，紅斑が増強したり反跳様現象が出現して，治療に難渋する場合がある．ミノマイシン®内服をしながら，ステロイドを中止しないで，量の減量や強さのランクダウンを行うのが一般的だが，漢方治療を行う場合もある．

一般の治療と漢方療法を併用することも多い．

漢方治療[17]（表3）

酒皶は顔面の赤みを主体として，ほてる，熱を持っていると訴えるので，局所の証からみても，熱を考え，清熱効果を考え，黄連解毒湯を中心に考えている．

手足の冷えを伴うものでは，白虎加人参湯を選択している．

いずれも紅斑，熱感の強い場合は，冷たい水で同時に2包の内服を勧めている．

個人的には，黄連解毒湯や白虎加人参湯の処方は長期処方とは考えておらず，2週間程度で判定している．特に黄連解毒湯[18]は，処方構成が黄芩，黄連，山梔子，黄柏の寒一方の処方のため，長期処方をすることはなく，最初はしっかり内服し，1か月程度で中止していることが多い．一方，白虎加人参湯は2年程度の長期の内服をすることが多い．白虎加人参湯は顔面の紅斑への効果があまり十分でないと訴える場合でも，冬場で手足の冷えがましなどの場合は，そのまま続けるのがよいと思われる．2シーズン後の冬に顔のほてりが改善することが多い．十味敗毒湯の処方は膿疱のある場合に使われる．黄連解毒湯より幅のある処方と言える．さらに，これらを瘀血ととらえる．

表3.
酒皶に使える漢方薬
標治,本治を考える.黄連解毒湯は短期間のほうがよい.
本治は,酒皶を瘀血ととらえる.一貫堂医学の三大証:瘀血証
体質,臓毒証体質,解毒症体質を想定して,瘀血には通導散を
中心に駆瘀血剤,臓毒証体質には防風通聖散,解毒症体質に
は柴胡清肝湯,荊芥連翹湯,竜胆瀉肝湯を用いる.

標 治	本 治
●黄連解毒湯	●桂枝茯苓丸
●白虎加人参湯	●桃核承気湯
●十味敗毒湯	●当帰芍薬散
	●加味逍遙散
	●一貫堂医学
	・瘀血証体質
	・通導散
	・臓毒証体質
	・防風通聖散
	・解毒症体質
	・柴胡清肝湯
	・荊芥連翹湯
	・竜胆瀉肝湯

　長期的に考え,女性の場合は三大処方と言われ
る[19],当帰芍薬散,桂枝茯苓丸,加味逍遙散を考
え,肌荒れなどの血虚,むくみなどの脾虚があれ
ば当帰芍薬散,生理痛,静脈のうっ滞,のぼせ,
(フラッシュ),冷えのぼせがあれば桂枝茯苓丸,
イライラなどの肝気鬱結,皮膚の乾燥荒れでの血
虚があれば,加味逍遙散を考える.酒皶で実証で
あれば,個人的にはまず桂枝茯苓丸を使うことが
多い.3か月ぐらいの投与を前提とする.なかな
か治らない時は,便秘などがあれば桃核承気湯を
試みる.瘀血が確実であるなら通導散を用いる.

　酒皶は,並存症の観点からみると生活習慣病の
側面を持つと思われるので,一貫堂医学の立場に
立てば,通導散,桂枝茯苓丸,竜胆瀉肝湯の組み
合わせも考えてよい.

　標治的な立場では,清熱剤で処方してみて短期
的な対応を考える.本治としては,駆瘀血剤を用
いるのがよいと思う.本治は,酒皶を瘀血ととら
える.

　その他,全身の反映としての酒皶を考えるべき
である場合は,一貫堂医学の三大証;瘀血証体質,
臓毒証体質,解毒症体質を想定して,瘀血には,
通道散を中心に駆瘀血剤,臓毒証体質には防風通
聖散,解毒症体質には,柴胡清肝湯,竜胆瀉肝湯
を用いるのがよいと思われる.

文　献

1) Schaller M, Almeida LMC, Bewley A, et al：Recommendations for rosacea diagnosis, classification and management：update from the global ROSacea COnsensus 2019 panel. *Br J Dermatol*, 2019(Epub ahead of print).

2) Vogel A, Rodriguez C, Warnken W, et al：Dorsal cell fate specified by chick Lmx1 during vertebrate limb development. *Nature*, **378**：716-720, 1995.

3) Hua TC, Chung PI, Chen YJ, et al：Cardiovascular comorbidities in patients with rosacea：A nationwide case-control study from Taiwan. *J Am Acad Dermatol*, **73**：249-254, 2015.

4) Li WQ, Zhang M, Danby FW, et al：Personal history of rosacea and risk of incident cancer among women in the US. *Br J Cancer*, **113**：520-523, 2015.

5) Egeberg A, Hansen PR, Gislason GH, et al：Clustering of autoimmune diseases in patients with rosacea. *J Am Acad Dermatol*, **74**：667-672.e1, 2016.

6) Egeberg A, Hansen PR, Gislason GH, et al：Patients with rosacea have increased risk of dementia. *Ann Neurol*, **79**：921-928, 2016.

7) Powell FC：Clinical practice. Rosacea. *N Engl J Med*, **352**：793-803, 2005.

8) Holmes AD, Spoendlin J, Chien AL, et al：Evidence-based update on rosacea comorbidities and their common physiologic pathways. *J Am Acad Dermatol*, **78**：156-166, 2018.

9) Nelson HD, Vesco KK, Haney E, et al：Nonhormonal therapies for menopausal hot flashes：systematic review and meta-analysis. *JAMA*, **295**：2057-2071, 2006.

10) Wilkin JK：The red face：flushing disorders. *Clin Dermatol*, **11**：211-223, 1993.

11) Fowler J, Jarratt M, Moore A, et al：Once-daily topical brimonidine tartrate gel 0.5% is a novel treatment for moderate to severe facial erythema of rosacea：results of two multicentre,

randomized and vehicle-controlled studies. *Br J Dermatol*, **166**：633-641, 2012.

12) Feaster B, Cline A, Feldman SR, et al：Clinical effectiveness of novel rosacea therapies. *Curr Opin Pharmacol*, **46**：14-18, 2019.

13) Taieb A, Khemis A, Ruzicka T, et al：Maintenance of remission following successful treatment of papulopustular rosacea with ivermectin 1% cream vs. metronidazole 0.75% cream：36-week extension of the ATTRACT randomized study. *J Eur Acad Dermatol Venereol*, **30**：829-836, 2016.

14) Neuhaus IM, Zane LT, Tope WD：Comparative efficacy of nonpurpuragenic pulsed dye laser and intense pulsed light for erythematotelangiectatic rosacea. *Dermatol Surg*, **35**：920-928, 2009.

15) 高田香織, 磯貝理恵子, 山田秀和：【全身症状を伴う皮膚疾患(2)】角結膜炎を合併した酒さ. 皮膚病診療, **35**：837-840, 2013.

16) 山田秀和：【The 酒さ―酒さ・赤ら顔のベストな対処法を探る】酒さ・赤ら顔のレーザー治療. *J Visual Dermatol*, **13**：866-870, 2014.

17) 山田秀和：皮膚科セミナリウム（第91回）皮膚科の治療 皮膚科と東洋医学. 日皮会誌, **122**：2869-2874, 2012.

18) 山田秀和：【皮膚科漢方処方ベストマッチ22】黄連解毒湯(抗炎症). *MB Derma*, **211**：7-10, 2013.

19) 山田秀和, 根本美穂：【産婦人科医必携 現代漢方の基礎知識】女性の皮膚疾患. 産婦の実際, **63**：427-433, 2014.

Monthly Book

デルマ Derma.

オールカラー総特集の月刊誌

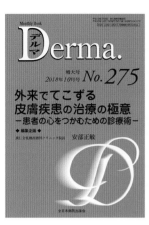

MB Derma, **295**：16-22, 2020.

◆特集／皮膚科ではこう使う！漢方処方ガイド

アトピー性皮膚炎に対する漢方処方

清水忠道*

Key words：アトピー性皮膚炎(atopic dermatitis)，漢方薬(Kampo medicine)，白虎加人参湯(Byakkokaninjinto)，桂枝茯苓丸(Keishibukuryogan)，補中益気湯(Hochuekkito)

Abstract アトピー性皮膚炎は痒みを伴う慢性炎症性皮膚疾患であり，その病態には遺伝的，免疫学的要因や環境因子などが様々に関与している．標準的治療には保湿剤，ステロイド外用薬や抗ヒスタミン薬などが用いられるが，これらの治療に抵抗を示す患者は多く，漢方薬に対する期待は高い．アトピー性皮膚炎患者でみられる，ほてりや顔面紅斑には，清熱剤である白虎加人参湯や黄連解毒湯が有効である．一方，皮膚の苔癬化や暗紫調の顔面紅斑は瘀血の症状としてとらえ，駆瘀血剤である桂枝茯苓丸や加味逍遙散が第一選択となる．乾燥と痒みが強い場合には当帰飲子や温清飲を用いる．難治性の患者で気虚(疲れやすく，力が入らない)の体質がある場合には，補中益気湯や十全大補湯などの補気剤が有効である．本稿では，アトピー性皮膚炎の様々な皮膚症状に合わせた方剤の選択について解説する．

はじめに

アトピー性皮膚炎は主に幼児期から小児期にかけてみられる慢性炎症性疾患である．加えて近年，成人例の増加や治療抵抗性である難治例の存在が問題となっている．まずは適切なスキンケア，保湿剤，副腎皮質ステロイド外用薬，抗ヒスタミン薬を中心とした標準的な治療が行われる．しかし，標準治療に抵抗を示す患者の場合，漢方薬は補完的治療としての期待が高い．

西洋医学では，病因，病態に応じた治療を主体とするが，漢方医学では全体性を重視し，特に体質面の改善を重要視する．気血水は慢性疾患治療の主役的な証(西洋医学でいう病態に該当する)であり，このうち全身性あるいは局所の血液の滞りによりもたらされる証を瘀血という．アトピー性皮膚炎でみられる皮膚の苔癬化(炎症が繰り返さ

れて，表皮が反応性に肥厚した状態)や暗紫調の顔面紅斑はこの瘀血の症状である．この場合，駆瘀血剤が用いられる．一方，アトピー性皮膚炎患者でみられるほてり感，のぼせ，口渇といった熱証(新陳代謝の亢進，炎症)の改善には清熱剤が有効である．

漢方方剤の医学的エビデンスは，各種薬剤の使用経験を集積した報告が多いのが現状である．しかし，漢方薬には西洋薬に代替薬がない優れた効果がみられており，最近では，臨床研究および基礎研究において漢方療法の新たなエビデンスが得られている．アトピー性皮膚炎の漢方治療は駆瘀血剤と清熱剤を基本とした処方となる．筆者は臨床，基礎研究によりエビデンスがあるアトピー性皮膚炎に有効な漢方薬を8方剤に絞り，2013年に英文総説を執筆した(表1)[1]．以上を踏まえ，本稿ではアトピー性皮膚炎における種々の皮膚症状に対して，処方すべき方剤のポイントを紹介する．

* Tadamichi SHIMIZU，〒930-0194 富山市杉谷2630 富山大学学術研究部医学系皮膚科学，教授

ほてりが強い顔面紅斑，
強い痒みに対する処方

1．白虎加人参湯

　白虎加人参湯は清熱剤の1つであり，知母，石膏，甘草，粳米，人参から構成される．生薬中の石膏と知母に清熱作用がある．白虎加人参湯の効果が期待されるのは熱証の状態であり，成人アトピー性皮膚炎患者の痒みや，ほてりが強い顔面紅斑に使用するとよい．本剤の内服により，ほてりや紅斑は数日〜数週間で改善する場合が多い．この白虎加人参湯をより適切かつ効果的に使用するために，症状日誌を作成し，自覚症状と薬剤の効果が検討されている．その結果，顔面のほてりの強い症例において，白虎加人参湯投与後2週間でほてりが有意に改善することが示された[2]．一方，関らは，患者ごとに試験的に漢方薬を内服し，内服前後で顔面のサーモグラフィーを撮ることが，有効な漢方薬を客観的に選択する一助となることを報告した[3]．白虎加人参湯においても，サーモグラフィーを用いた方剤投与前後における顔面皮膚温度の測定の有用性が確認された[3]．筆者らも，白虎加人参湯投与後3時間以内にサーモグラフィーの皮膚温低下が認められた症例では，その後の白虎加人参湯の内服により顔面のほてりの改善がみられたことを経験している（図1）．

表1．アトピー性皮膚炎に対する漢方治療
（文献1より引用，日本語に改変）

漢方方剤	証	皮膚症状
白虎加人参湯 黄連解毒湯	熱証 （熱感，口渇）	瘙痒，紅斑
温清飲 （黄連解毒湯 ＋四物湯）	熱証＋血虚 （熱感，口渇，めまい，冷え）	瘙痒，紅斑，乾燥
当帰飲子	血虚 （めまい，冷え）	乾燥 （皮脂欠乏性皮膚炎）
桂枝茯苓丸 加味逍遙散	瘀血 （うっ血，血行障害）	瘙痒，苔癬化
補中益気湯 十全大補湯	気虚 （慢性疲労，食欲不振）	

2．黄連解毒湯

　黄連解毒湯も代表的な清熱剤の1つである．黄連，黄芩，黄柏，山梔子の4つの生薬から構成され，抗炎症作用を持つ．本剤は，発赤が強く，痒みを強く訴える患者に適している．本剤の内服により，数日〜数週間で皮膚の熱感や痒みの改善が期待される．

＜症　例＞36歳，男性

　幼少期からアトピー性皮膚炎．ステロイド外用，抗ヒスタミン薬による治療が行われていたが，数年前から皮膚症状が悪化してきたため当院受診となった．初診時，顔面の紅斑と痒みが特に強かった．これまでのステロイド外用薬と抗ヒスタミン薬は継続したまま，黄連解毒湯を併用して加療開始．投与7日後には痒みや紅斑は軽減し，1か月後には顔面の紅斑は著明に改善した．VAS

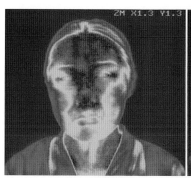
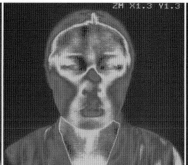
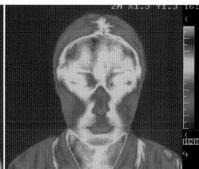

a．内服前　　　　　　　　　b．1時間後　　　　　　　　　c．3時間後
図1．サーモグラフィーからみた白虎加人参湯の効果
26歳，女性．白虎加人参湯（1包）服用3時間後には，顔面高温域の皮膚温が低下している．

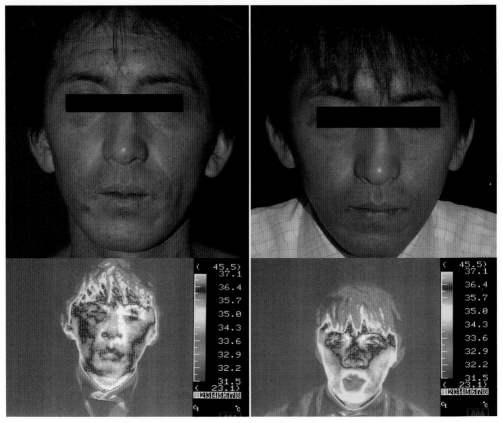

a. 内服前   b. 内服1か月後

図 2. サーモグラフィーからみた黄連解毒湯の効果

36 歳, 男性. 黄連解毒湯(1 日 3 包)服用 1 か月後には, 顔面の紅斑はかなり改善し(上段),
サーモグラフィーにて, 顔面皮膚温の低下もみられた(下段).

値を用いた痒みの評価でも, 内服前の83から1か月後には32まで改善した. また, サーモグラフィーを用いた本剤内服前後における顔面皮膚温の変化を検討したところ, 内服1か月後には皮膚温の低下が認められた(図2).

一般に, 清熱剤は短期的な症状改善を目的としており, 投与後2〜4週間で効果が認められない場合は, 速やかに他の処方に変更したほうがよい[5].

苔癬化や暗紫調の
顔面紅斑に対する処方

1. 桂枝茯苓丸

桂枝茯苓丸は, 桂皮, 芍薬, 桃仁, 茯苓, 牡丹皮の5つの生薬から構成される駆瘀血剤の代表的な方剤である. 先に述べたように東洋医学的には"瘀血"という概念があり, これは各種原因によっ

て引き起こされた全身性あるいは限局性の血液循環の障害により起こる状態を指す. 駆瘀血剤には血流改善効果や抗老廃物効果があると考えられており, 一般に月経困難症や更年期障害の冷え, のぼせや循環障害などに用いられる. 本剤は, 体内のいずれかに瘀血が存在していればあまり証を重視しなくても使用できるため, 使いやすい漢方薬の1つである[4]. 皮膚の苔癬化は瘀血の症状ととらえることができる. 筆者らはこれまでに, 桂枝茯苓丸がアトピー性皮膚炎の臨床症状を反映するSCORAD index および VAS スコアを改善し, さらに重症度を反映する血清 TARC 値を有意に低下させることを報告した[5]. また, 桂枝茯苓丸は瘀血群と非瘀血群患者に関係なく有効であり, 特に苔癬化の強い患者で有効であることが示された(図3, 4)[5]. さらに, 本剤で一定の治療効果がみ

図 3.
桂枝茯苓丸の苔癬化病変への効果(文献 6 より引用)

45 名のアトピー性皮膚炎患者に桂枝茯苓丸を 4～6 週間投与し，臨床症状を SCORAD index で評価した．Moderate improvement～Excellent response(改善率 26～100%)は，苔癬化群の患者では 88.5%であったのに対し，非苔癬化群の患者では 11.5%であった(SCORAD index の小項目の基準に準じて投与前の苔癬化病変を評価し，苔癬化スコアとした．苔癬化スコア 0～1 の患者を「非苔癬化群」とし，2～3 の患者を「苔癬化群」とした).

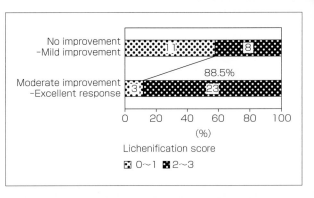

図 4.
桂枝茯苓丸の苔癬化病変への効果

30 歳，男性．桂枝茯苓丸(1 日 3 包)内服 1 か月後には，健常皮膚の割合が増加した．
(投与前 SCORAD：76, 痒みの VAS 値：60；投与 1 か月後 SCORAD：54.5, 痒みの VAS 値：35)

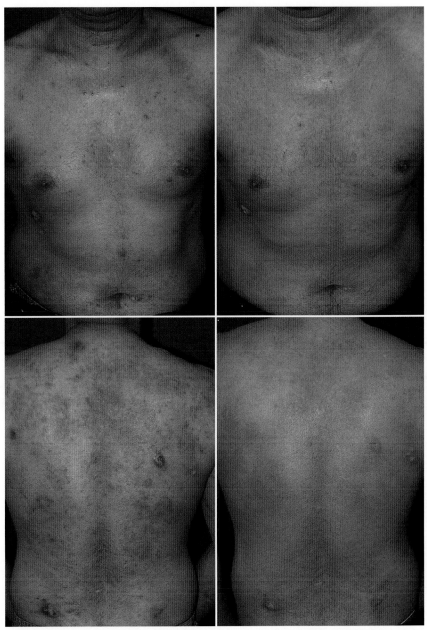

a．内服前 b．内服 1 か月後

表 2. 桂枝茯苓丸長期投与施行のアトピー性皮膚炎症例のまとめ（文献 6 より引用）

Case	age	sex	Lichenification Score (0 week)	Period (week)	SCORAD index	VAS score	SCORAD improvement (%)	Global assessment of clinical response in SCORAD
1	36	female	2	0	69.5	70	—	—
				4	36.5	30	47.5	2
				43	11.2	10	83.9	4
				67	3.7	0	94.7	4
2	27	male	2	0	42.5	20	—	—
				6	6.5	10	84.7	4
				15	11	20	74.1	3
3	30	male	3	0	76	60	—	—
				5	54.5	35	28.3	2
				9	32.5	40	57.2	3
4	38	female	2	0	43	50	—	—
				4	19.8	38	54.0	3
				26	10	20	76.7	4
5	18	male	2	0	61	55	—	—
				4	40.5	50	33.6	2
				19	6.1	20	90	4

＜Global assessment of clinical response in SCORAD：SCORAD 改善率で 0〜4 に分類＞
0：no improvement（改善率：0%），1：mild improvement（改善率：1〜25%）
2：moderate improvement（改善率：26〜50%），3：marked improvement（改善率：51〜75%）
4：excellent response（改善率：76〜100%）

られた患者のなかで，その後，長期間本剤を投与した5症例を検討した．その結果，9〜67週の長期投与により，3例が excellent response（改善率76〜100%），2例が marked improvement（改善率51〜75%）を示し，4〜6週の時点と比較してさらなる症状の改善効果が得られた（表2）．したがって，本剤は1か月程度の内服で症状に改善傾向がみられた場合は，半年から1年以上の長期投与も試みる価値がある[6]．

a）ペオニフロリンによる抗炎症作用

桂枝茯苓丸は駆瘀血作用のほかに抗炎症作用も有している．本剤の構成生薬である芍薬の根部や牡丹皮には，モノテルペン配糖体であるペオニフロリンが多く含まれている．筆者らは，ヒト皮膚血管内皮細胞を用いた in vitro 実験系で lipopoly-saccharide（LPS）刺激が誘導する炎症性サイトカイン産生に対するペオニフロリンの抑制効果を調べたところ，ペオニフロリンは TNF-α や IL-6 など炎症性サイトカインの産生を有意に抑制し

た[7]．この結果から，皮膚微小血管の炎症改善には，桂枝茯苓丸に含まれるペオニフロリンが有効であることが示唆された．

2．加味逍遙散

加味逍遙散も駆瘀血剤の代表的な方剤の1つであり，柴胡，芍薬，蒼朮，当帰，茯苓，山梔子，牡丹皮，甘草，生姜，薄荷から構成される．苔癬化や暗紫調の顔面紅斑をもつ患者に効果がある．疲れやすく，虚弱体質の患者や便秘傾向にあるアトピー性皮膚炎患者には，桂枝茯苓丸よりも加味逍遙散の使用をすすめる．

駆瘀血剤の内服は長期間になりがちだが，1〜2か月内服して効果が認められない場合は，処方の変更を検討したほうがよい．個々の患者ごとに適切かつ柔軟な対応が必要である．

乾燥と痒みが強い症状に対する処方

1．当帰飲子

当帰飲子は補血作用のある当帰，川芎，芍薬，

地黄の4種類の生薬からなる四物湯（補血作用）を基本とし，この四物湯にさらに止痒作用のある黄耆，何首烏，蒺藜子などを加えた方剤である．本剤には皮膚の血流や新陳代謝を高めることで皮膚の乾燥症状を改善する作用がある．アトピー性皮膚炎患者で乾燥や痒みが強い場合，本剤が有効である．

2．温清飲

温清飲は既述の清熱剤である黄連解毒湯と四物湯の合剤である．アトピー性皮膚炎では，浅黒い乾燥した皮膚で，熱感と瘙痒が強い症状に使用するとよい．

温清飲には黄芩と山梔子が含まれており，長期投与を行う場合には，それぞれ間質性肺炎や腸間膜静脈硬化症の副作用に注意が必要である．

気虚（疲れやすい体質）がある
患者への処方

1．補中益気湯

補中益気湯は気虚（疲れやすく，力が入らない）を改善する漢方の代表方剤（補気剤）の1つであり，人参，白朮（または蒼朮），黄耆，当帰，大棗，柴胡，陳皮，甘草，生姜，升麻の生薬からなる．本剤は難治性のアトピー性皮膚炎患者で，体力低下を補うのに有効である[8]．免疫機能を高めることにより，易感染性状態を改善し，生体の防御能を回復させる効果が知られている．補中益気湯は，腸管上皮間リンパ球に作用してTh1/Th2バランスの異常を改善し，アレルギー反応を制御する作用を有することが報告されている[9]．近年，Kobayashiらは，小児・成人アトピー性皮膚炎患者に補中益気湯をプラセボと比較する多施設共同無作為化二重盲検法による検討を行った[10]．この報告によると，気虚を伴うアトピー性皮膚炎患者において，皮疹の改善では補中益気湯群とプラセボ群との間に有意差はみられなかったが，ステロイド外用薬の使用量をプラセボ群と比較して有意に減らすことが可能であった[10]．小児を含むアトピー性皮膚炎患者に対する補中益気湯の新たなエ

ビデンスが示された．その後，補中益気湯を併用することにより，ステロイド外用薬使用量の減量が可能であることが竹村らからも報告されている[11]．

2．十全大補湯

十全大補湯は補気剤と補血の基本処方の四物湯を組み合わせた処方で，人参，黄耆，白朮，茯苓，桂皮，甘草，地黄，当帰，芍薬，川芎の生薬から構成される．本剤はアトピー性皮膚炎患者の自律神経機能を回復させ，末梢循環状態を改善することにより皮膚症状を改善する[12]．夏秋は皮膚症状の改善のみならず，冷えの自覚症状の改善にも十全大補湯が有効であることを，サーモグラフィーを用いた冷水負荷前後の皮膚温を測定して証明している[12]．Chinoらの報告によると，難治性のアトピー性皮膚炎患者に十全大補湯を使用したところ，4か月後には皮膚症状の著明な改善がみられ，その後2年間の内服にて皮膚症状は再燃なく経過した[13]．

一般に，補気剤は半年～数年の長期処方にて経過をみていくことが多い．補中益気湯や十全大補湯には甘草が含まれているため，長期投与にあたっては，偽アルデステロン症に注意が必要である．血圧上昇，むくみなどの症状のチェックや定期的な採血を行うことが望ましい．また，すべての漢方薬の約70%には甘草が含まれていることに留意する必要がある．

おわりに

その他，越婢加朮湯，十味敗毒湯，消風散，梔子柏皮湯や治頭瘡一方なども，アトピー性皮膚炎の治療に選択されている方剤である．漢方薬を処方する際には，顔面のほてりが強い，苔癬化がみられる，乾燥症状が強いなど，患者それぞれの皮膚症状に合わせた方剤を選択することが大事である．あまり「証」にこだわらず，漢方薬も医薬品のうちの1つとしてとらえることが重要であり，皮膚症状に応じた柔軟な処方をすることが望ましい．

文　献

1) Shimizu T : Efficacy of Kampo Medicine in Treating Atopic Dermatitis : An Overview. *Evid Based Complement Alternat Med*, **2013** : 260235, 2013.

2) 夏秋　優 : アトピー性皮膚炎患者に対する白虎加人参湯の効果. 皮膚の科学, **9** : 54-58, 2010.

3) 関　太輔, 森松　進, 諸橋正昭 : アトピー性皮膚炎の顔面紅斑のサーモグラフィーによる評価. 皮膚, **38** : 47-52, 1996.

4) 安井廣迪 : 処方紹介・臨床のポイント②. 実地医家のための THE KAMPO, **2** : 24, 1999.

5) Makino T, Furuichi M, Watanabe H, et al : Keishibukuryogan(Gui-Zhi-Fu-Ling-Wan), a Kampo formula decreases the disease activity and the level of serum thymus and activation-regulated chemokine(TARC)in patients with atopic dermatitis. *J Trad Med*, **24** : 168-170, 2007.

6) Mizawa M, Makino T, Hikiami H, et al : Effectiveness of keishibukuryogan on chronic-stage lichenification associated with atopic dermatitis. *ISRN Dermatol*, **2012** : 158598, 2012.

7) Yoshihisa Y, Furuichi M, Rehman MR, et al : The traditional Japanese formula keishibukuryogan inhibits the production of inflammatory cytokines by dermal endothelial cells. *Mediators Inflamm*, **2010** : 804298, 2010.

8) 小林裕美, 石井正光 : アトピー性皮膚炎の漢方療法. アレルギーの臨床, **26** : 698-702, 2006.

9) 川喜多卓也, 野本亀久雄 : 補中益気湯の免疫薬理作用とその臨床. *Prog Med*, **18** : 801-807, 1998.

10) Kobayashi H, Ishii M, Takeuchi S, et al : Efficacy and safety of a traditional herbal medicine, hochu-ekki-to in the long-term management of kikyo(delicate constitution)patients with atopic dermatitis : A 6-month, multicenter, double-blind, randomized, Placebo-controlled Study. *Evid Based Complement Alternat Med*, **2008** : doi : 10.1093/ecam/nen003, 2008.

11) 竹村　司, 田沼弘之, 八木　茂ほか : 補中益気湯のアトピー性皮膚炎に対する有用性の検討. *Prog Med*, **29** : 1411-1445, 2009.

12) 夏秋　優 : 成人アトピー性皮膚炎における冷水負荷サーモグラフィーを用いた十全大補湯の効果の検討. 皮膚の科学, **15**(suppl) : 76-79, 2010.

13) Chino A, Okamoto H, Hirasaki Y, et al : A case of atopic dermatitis successfully treated with juzentaihoto(Kampo). *Altern Ther Health Med*, **16** : 62-64, 2010.

MB Derma, 295：23-27, 2020.

◆特集／皮膚科ではこう使う！漢方処方ガイド

痒疹，皮脂欠乏性皮膚炎に対する漢方処方

栁原茂人*

Key words：祛風(wind-dispelling)，駆瘀血薬(blood stasis-expelling formula)，中枢性止痒薬(antipruritic drug for central itch)，局所性止痒薬(antipruritic drug for peripheral itch)，当帰飲子(Tokiinshi)，消風散(Shofusan)，十味敗毒湯(Jumihaidokuto)

Abstract 各種ガイドラインでの推奨度は高いものではないが，日常の皮膚科診療において漢方薬は重宝する．症例が特に難治性であったり再燃を繰り返す場合に漢方薬の出番が回ってくる．本稿では，痒疹と皮脂欠乏性皮膚炎につき，筆者は従来の皮膚科学的治療に漢方薬を併用することで治癒に導いた症例を数々経験しているので，若干の報告を交えて紹介する．痒疹については消風散，十味敗毒湯のような止痒効果のある方剤を主体にし，皮脂欠乏性皮膚炎には当帰飲子などの，補血効果と止痒効果を併せ持つ方剤を選択することが多い．

皮疹に対する漢方薬の考え，痒みと乾燥について

痒みは東洋医学において「風」ととらえられている．瘙痒感が体表面を風のように駆け巡り，ときに耐えがたい感覚に襲われる．現代医学では，痒みを伴う皮疹に対して，抗ヒスタミン薬か，オピオイドκ受容体作動薬，抗アレルギー剤の内服か，ステロイド外用，止痒外用薬で対処するのが現状であるが，痒みの機序を考えてもそれらだけでは十分な止痒効果を得られないことが多くある．西洋医学的に痒みを中枢性，末梢性の2つに分類する考えがある．山本 巌は痒みを内風，外風に分類し，それぞれ中枢性と局所性の止痒作用を持つ生薬を含んだ方剤を組み立てることを提唱した[1)2)]．中枢性の痒みには熄風薬に分類される蝉退，釣藤鈎，天麻などを含んだ方剤を選び，局所性の痒みに対してはさらに抗アレルギー性止痒薬として細辛，麻黄，防風，荊芥，蘇葉，薄荷など，利湿性

* Shigeto YANAGIHARA，〒589-8511 大阪狭山市大野東377-2 近畿大学医学部皮膚科学教室，講師

止痒薬(浮腫，湿潤傾向の皮疹を乾かして痒みをとるもの)として茵蔯蒿，苦参，車前子，木通など，潤燥性止痒薬(乾燥性の皮疹を潤しながら痒みをとるもの)として当帰，地黄，胡麻，何首烏などを配合する(図1)．

漢方薬に期待するところは，現行の西洋薬の手の届かないところを補完することであると思われるので，強い痒みに対して筆者は中枢性の痒みを抑えるのを目標にいわゆる熄風薬に分類される生薬を含んだ処方，つまり消風散や当帰飲子を選ぶことが多い．2者の使い分けとして，前者は湿潤傾向の皮疹として特に梅雨〜夏にかけて増悪する皮疹や搔破によりびらん，滲出液が生じるような皮疹に，後者は乾燥傾向の皮疹，特に冬季など皮脂欠乏状態があるような皮疹に選択されることが多い．

また，これらに加え中枢性止痒薬は含まないものの，湿疹皮膚炎群，皮膚感染症，膿疱性疾患などにも応用が利く十味敗毒湯も痒みをとる漢方薬として挙げたい(痒み止め漢方3兄弟，図2)．十味敗毒湯は丘疹性の皮疹一般に対して効果があり，熄風薬は含まないが，他の処方との組み合わ

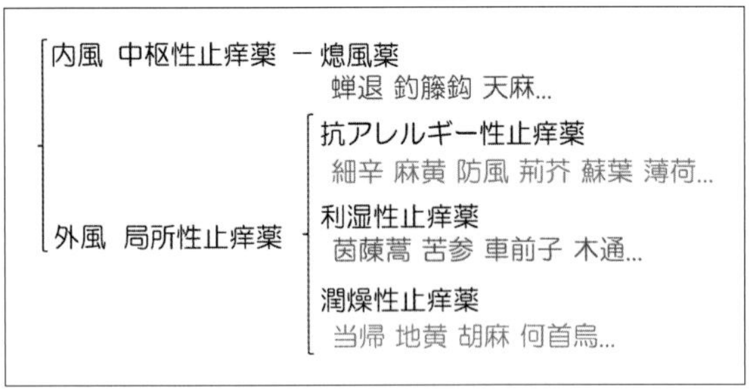

図 1. 生薬の止痒機序による分類

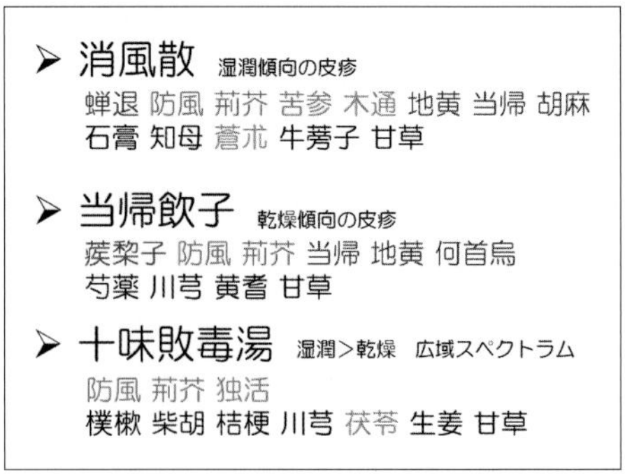

図 2. 痒み止め漢方３兄弟

せの相性がよく，さらに湿疹皮膚炎群，痤瘡，蕁麻疹，膿疱性疾患など広く皮膚疾患に応用できるため重宝する[3)4)]．特に小林らは，慢性湿疹とアトピー性皮膚炎に対する比較対照試験で，対照薬のクレマスチンフマル酸塩と同等の止痒効果を認めたと報告しているため[5)]，抗ヒスタミン剤によるインペアードパフォーマンスや抗コリン作用を避けたい高齢者などには，漢方薬はよい適応になると考えている．

一方，皮膚の乾燥によっても痒みは惹起されるため，スキンケアは皮膚疾患にとって重要な指導ポイントになるのだが，臨床の現場では保湿外用剤のコンプライアンスは高いとはいえない．皮膚の乾燥は東洋医学的には「血虚」とされ，皮膚という臓器に潤いをもたらす成分「血」が虚した状態とされ，補血薬あるいは補腎薬に分類される処方が適応となる．これには四物湯をベースとしたものと，六味丸をベースとする処方がある．

痒疹の漢方治療

皮膚科学的に痒疹は，孤立性丘疹性発疹（痒疹丘疹）を主徴とする反応性疾患と定義され，漿液性丘疹あるいは蕁麻疹様丘疹から始まり，搔破によって頂上に小びらん，血痂を作るドーム状の丘疹を形成する[6)]．瘙痒感が強く，通常，抗ヒスタミン薬が奏効することは少ない．漢方薬についてはエビデンスレベルが低い報告が多く，ガイドライン上の推奨度がC1と低いが，大柴胡湯加減，黄連解毒湯，四物湯，補中益気湯，温清飲，柴苓湯，越婢加朮湯の報告がある[7)]．

筆者は上述の理由で，痒疹の漢方治療として

1st choice で消風散か当帰飲子を併用することが多い．両者の使い分けは，前者は利湿性止痒薬を多く含むため湿潤傾向のある皮疹に，後者は湿潤性止痒薬を含むため乾燥傾向のある皮疹に使用する．

消風散は【外科正宗】に記載された処方で，原典では「風湿，血脈ニ浸淫シ，瘡疥ヲ生ズルコトヲ致シ，瘙痒絶エザルヲ治ス．及ビ，大人，小児，風熱，癮疹身ニ遍ク，雲片斑点，タチマチ有リ，タチマチ無キ，並ビニ効アリ．」とあり，荊芥，蒼朮，牛蒡子，蝉退を君薬とした処方である[8)]．

当帰飲子は【済生方】を原典とし，「心血凝滞，内蘊ノ風熱，皮膚ニ発シ，偏身ノ瘡疥或ハ腫，或ハ痒，或ハ膿水浸淫，或ハ赤疹バイ瘰ヲ発スルヲ治ス．」と記載されている[8)]．四物湯をベースに養血の何首烏，発表止痒の荊芥，防風，蒺藜子に黄耆で固表している．

上述のように，丘疹性の皮疹に幅広く使用される十味敗毒湯も痒疹に対しての選択肢となる．上記の止痒効果の高い方剤に追加することもよいが，以下で示す自験例のように十味敗毒湯をベースとして本治薬を適宜変更していくという方法を筆者は好んでとる．

十味敗毒湯は江戸後期の漢蘭折衷医，華岡青洲による【瘍科方筌】を原典とした処方で，浅田宗伯は【勿誤薬室方函口訣】で「癰疽，及ビ諸瘡腫，初起増寒壮熱シ，疼痛スルヲ治ス．此方ハ青州ガ荊防敗毒散ヲ取捨シタル者ニテ，荊散ヨリハ其ノ力優ナリトス．」と著している．もともとは癰や癤といった毛囊性化膿性疾患の初期に対し，発汗薬を中心とした処方で膿瘍を作る前に炎症を消散させる治療法として開発されたが，後世になって皮膚

病変を目標に広く応用されている．君薬は独活，荊芥，防風と止痒性生薬によって成り立っているので，瘙痒性皮疹にも頻用される．痤瘡などをはじめとした毛囊性化膿性疾患に強い十味敗毒湯を結節性痒疹に使用する理由の１つとして，痒疹結節を病理組織学的に検討した際，結節の中心部に毛包がくることをしばしば経験するからである．毛包を中心に浸潤してきた炎症細胞からの何らかの免疫応答が痒疹結節の形成に寄与している可能性があるからである．一方，十味敗毒湯の証を知るうえで重要なデータがある．羽白らはアトピー性皮膚炎患者に対して十味敗毒湯エキスを投与し，皮疹要素別に皮疹面積の改善度を検討した[9]．皮疹成分のうち，紅斑，急性期丘疹は有意に軽快する一方，慢性丘疹，結節，苔癬化皮疹の面積が多ければ多いほど改善度が低下していく傾向を見いだした．痒疹結節を考えると，病理組織学的に表皮は肥厚し，真皮上層にvertical streaksと呼ばれる垂直方向の線維性沈着物をみることがある．慢性的な搔破による変化とされているが，これは漢方医学的に「瘀血」にあたるのではないかと考えられる．すなわち，駆瘀血作用の少ない十味敗毒湯が慢性丘疹や結節，苔癬化皮膚に対して効果が弱いことの説明として考えてよいのではないかと考えている．したがって筆者は痒疹に対しては，駆瘀血剤をはじめとして他の本治薬に併用して十味敗毒湯を使用することが多い．

　痒み止めの漢方は，構成生薬の中に止痒性生薬が多く入ったものを考えるので，荊芥連翹湯や防風通聖散，葛根湯なども鑑別に挙がる．さらに炎症があり紅斑が強い場合は清熱剤（越婢加朮湯，白虎加人参湯，黄連解毒湯など）を検討する．

　痒みを止める目的としての標治だけでは効果が乏しいこともしばしばあり，本治薬として体質改善目的で一貫堂処方や補中益気湯などを併用したり，また，慢性に経過し心理社会的な要因が皮疹の増悪因子になることが言われていることから，皮膚科心身症としての側面を考慮に入れ，東洋医学の持つ心理的アプローチにより，良好な医師患

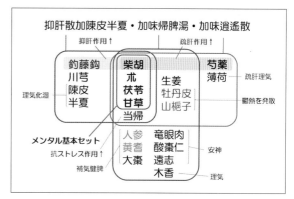

図 3．メンタル漢方３兄弟

者関係を築き，さらにメンタルに効果のある（安神作用，疏肝理気作用）処方の選択も検討に入れる．特に筆者はメンタル漢方３兄弟として，抑肝散（加陳皮半夏），加味帰脾湯，加味逍遙散を頻用している．これらは図3のように展開すると「柴胡・朮・茯苓・甘草」の４剤が骨格を成すようにみえる（秋葉のユニット漢方）．抑肝散は釣藤鈎という熄風薬を含み，柴胡と組んで疏肝作用を増強させる．加味帰脾湯と加味逍遙散には牡丹皮，山梔子が入っており，鬱熱を発散させる効果がある．加味帰脾湯は，参耆剤として皮膚を調整する作用と，安神作用のある人参，竜眼肉，酸棗仁，遠志が含まれている．加味逍遙散は柴胡＋当帰，芍薬，薄荷という疏肝理気作用に長けた処方である．以上の鑑別点を整理して留意すると使い分けがしやすい．ストレスの関与，特に慢性的な精神的ストレス負荷による肝鬱が強く感じられた場合は柴胡＋黄芩を含有する柴胡剤を選択する．これは日本漢方独特の考え方を参考に対病反応の強さを虚実でとらえ，虚証から実証へそれぞれ，柴胡桂枝乾姜湯，柴胡桂枝湯，小柴胡湯，四逆散，柴胡加竜骨牡蛎湯，大柴胡湯を選択する．

　また，皮疹の時間経過を勘案して方剤の選択に役立てる考えがある．痒疹はその経過から急性，亜急性，慢性と分類されることが多く，急性から亜急性には標治薬を主体とし，慢性になると瘀血の関与を検討するとよい場合がある．

＜症例1＞17歳，男性

既往歴：ナルコレプシーの診断のもとリチウム製剤内服中．

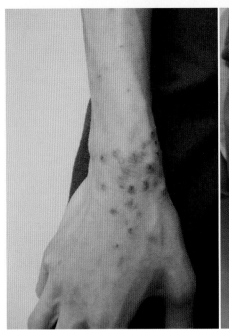

| a．治療前 | b．半年後 |

図 4. 症例 1：17 歳, 男性

現病歴：幼少期からアトピー性皮膚炎として近医皮膚科で加療中であったが, 右手首の皮疹が難治となったため大学病院紹介となった. 小児科医からは, ナルコレプシー悪化の可能性が危惧される抗ヒスタミン薬の使用は禁じられていた.

経　過：Very strong のステロイド外用剤は変更することなく漢方薬を追加することとした. 十味敗毒湯エキスをベースに, 脾胃虚を目標に小建中湯エキス, 桂枝加芍薬湯エキス, 補中益気湯エキスを併用し, 約半年で痒疹はほぼ消退した（図4）.

皮脂欠乏性皮膚炎の漢方治療

　皮脂欠乏性皮膚炎は, 皮脂の現象に起因して皮膚が乾燥した状態（乾皮症）に炎症が加わって湿疹を呈したものをいう. 加齢に伴うセラミドなどの角質細胞間脂質の保湿機能の低下や冬季にみられる皮膚乾燥, 不適切な衣服や入浴習慣（石鹸でゴシゴシこするなど）が疾患の発症, 悪化因子に関わる. 保湿薬によるスキンケアやライフスタイルの見直しをベースに, 皮膚炎に対してはステロイド外用剤, 痒みに対しては抗ヒスタミン薬を中心

とした薬物療法がなされているのが一般的であると思われる. そのなかでも難治であったり外用コンプライアンスが低い症例に対しては漢方薬を併用する. 上述の考えで, 筆者は当帰飲子を 1st choice として使用する. 田宮らは老齢マウスを用いた実験で, 当帰飲子は老化により低下した角層ターンオーバーを回復させることで機能的な角層維持に働き, 乾皮症状態を改善させる可能性を示唆している[10]. この方剤は補血薬の基本方剤である四物湯をベースに創方された処方で, 四物湯に何首烏を加え養血作用を増加し, 荊芥, 防風, 蒺梨子と止痒効果のある生薬を配合, さらに黄耆が固表作用により再発予防に寄与していると考えられる. 他に四物湯ベースである温清飲も選択肢として挙がる. 田中らは, 皮脂欠乏症患者に対してヘパリン類似物質, ステロイド外用剤を併用したうえで温清飲エキス群と抗ヒスタミン剤群に分け追加したとき, 温清飲の有効率は抗ヒスタミン剤とほぼ同等もしくは優れており, 長期内服によりさらに効果が増したと報告している[11]. また, 老化による皮膚の保湿機能低下の関与が考えられた場合, 補腎剤（六味丸, 八味地黄丸, 牛車腎気丸）

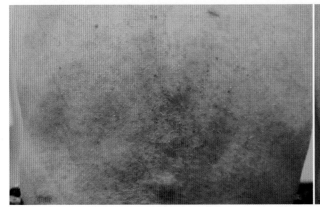

a．治療前   b．2週間後

図 5．症例 2：78 歳，男性

を考慮に入れる．東洋医学的には，六味丸は腎陰虚によって熱証を呈している状態，八味地黄丸は腎陽虚で寒証を呈している状態，牛車腎気丸は足腰の虚弱，下肢の痺れを目標にすることが多い．六味丸と八味地黄丸をクロスオーバー試験で比較し，体力の有無で解析した石岡の報告によれば，両者に有意差はないものの，体力のある群では前者が後者に優り，体力のない群ではその逆の傾向がみられた[12]．

　漢方薬の服用により実際にどれだけ皮膚が潤うのかを検討した報告がある．杉浦は，皮脂減少性湿疹，老人性皮膚瘙痒症，その他皮膚の乾燥症状を訴える患者をヨクイニンエキス投与群と非投与群に分け，瘙痒スコア，皮表脂質量，角質水分量を評価した[13]．その結果，瘙痒改善率は有意にヨクイニン群が高かったが，皮表脂質量，角質水分量には差がなかった．欠乏した皮脂を補う効果は漢方薬には少ないと考えると，皮脂欠乏患者に対しての保湿指導，スキンケア指導は，治療の東西問わず必須のものと考えられる．

＜症例 2＞78 歳，男性

慢性閉塞性肺疾患にて呼吸器内科通院中．

　もともと皮脂欠乏症にて近医皮膚科に通院中で保湿剤は処方されていた．この度，背部の皮疹が軽快しないとのことで当科受診．体幹四肢に高度な乾皮症を認めた．

　近医外用薬は変更せず当帰飲子エキスを追加，次回受診時の 2 週間後には著明改善を認めた（図5）．

文　献

1) 山本　巌：皮膚科臨床講座 I —老人性皮膚瘙痒症．*THE KAMPO*，**2**(1)：26-31，1984．
2) 牧野健司：漢方薬の止痒作用．中医臨床，**30**(2)：218-223，2009．
3) 山本　巌：十味敗毒湯を語る．漢方研究，**171**：2-11，1986．
4) 木村太紀，吉池高志，坪井良治ほか：各種湿疹に対する十味敗毒湯の効果効果．順天堂医学，**31**(4)：584-587，1985．
5) 小林依子，大河原　章：慢性湿疹，アトピー性皮膚炎に対する十味敗毒湯の効果．皮膚科における漢方治療の現況，**5**：25-34，1994．
6) 玉置邦彦(総編)：痒疹．最新皮膚科学大系 3 巻，中山書店，p.98，2002．
7) 佐藤貴浩，横関博雄，片山一郎ほか：慢性痒疹診療ガイドライン．日皮会誌，**122**(1)：1-16，2012．
8) 高山宏世：腹證圖解漢方常用處方解説，東洋学術出版社，2017．
9) 羽白　誠，松本千穂，滝尻珍重ほか：アトピー性皮膚炎患者の皮膚症状に対する十味敗毒湯の効果—皮疹要素別の検討—．皮膚の科学，**10**(1)：34-40，2011．
10) 田宮久詩，小林裕美，柳原茂人ほか：当帰飲子は老齢マウス皮膚の乾皮症状態を改善する—皮膚機能計測およびコルネオサイトメトリーによる検討—．*J Tradition Med*，**28**：S65，2011．
11) 田中　信，大草康弘，杉山悦郎：皮脂欠乏症に対するツムラ温清飲の止痒効果．漢方医学，**17**(2)：61-63，1993．
12) 石岡忠夫：老人性皮膚瘙痒症に対する六味丸と八味地黄丸の薬効比較．*Therapeutic Res*，**16**(5)：267-274，1995．
13) 杉浦真理子：ヨクイニンの皮脂分泌機能への影響．臨牀と研究，**78**(8)：145-149，2001．

違法な「自炊」私はしない！

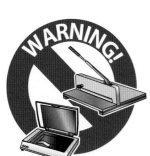

これは違法となる可能性があります！

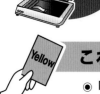

- ◉「自炊」データを複数の友人と共有する.
- ◉「自炊」を代行業者に依頼する.
- ◉ 業務に使うために本を「自炊」する.

これは著作権侵害です！

- ◉「自炊」データをウェブにアップロードし，誰でも使用
  できるようにする.
- ◉「自炊」データを販売する.

本を裁断し，スキャナを使って電子化する「自炊」が広まっています.
しかし，著作権法に定められた**ルールを守らない**「自炊」は，**著作権侵害**であり，
刑事罰の対象となることもあるので，十分な注意が必要です.

特定非営利活動法人 日本医学図書館協会／一般社団法人 日本医書出版協会

MB Derma, 295：29-35, 2020.

◆特集／皮膚科ではこう使う！漢方処方ガイド

乾癬，掌蹠膿疱症に対する漢方処方

三澤 恵*

Key words：尋常性乾癬(psoriasis vulgaris)，掌蹠膿疱症(palmoplantar pustulosis)，温清飲(Unseiin)，桂枝茯苓丸(Keishibukuryogan)，十味敗毒湯(Jumihaidokuto)

Abstract 尋常性乾癬，掌蹠膿疱症とも生物学的製剤の登場などもあり，治療選択の幅は広がりを見せている．しかし，副作用が懸念される場合や，経済的な理由など，今もなお補完的治療としての漢方薬の役割は大きい．
　尋常性乾癬に対する漢方治療は，体力が中等度以上の場合は温清飲や駆瘀血剤である桂枝茯苓丸を，体力の低下した患者で炎症反応の少ない場合は四物湯や当帰飲子を，肥満傾向や高脂血症の既往がある場合は大柴胡湯や防風通聖散を選択する．掌蹠膿疱症に対する漢方治療は，膿疱に対しては主として十味敗毒湯が使用される．また，角化性局面に対しては清熱滋潤作用を有する温清飲や駆瘀血剤として桂枝茯苓丸を，紅斑に対しては清熱剤として黄連解毒湯が使用される．
　尋常性乾癬，掌蹠膿疱症に対する漢方治療の有効性や適応のポイントについて概説する．

はじめに

　尋常性乾癬は銀白色の鱗屑を伴い，浸潤を触れる境界明瞭な紅斑が出現する慢性炎症性皮膚疾患である．標準的な治療として，副腎皮質ステロイド外用薬や活性型ビタミン D_3 軟膏の外用を基本に紫外線療法，さらに重症例にはレチノイド，シクロスポリンなどによる治療が行われる．メトトレキサートやホスホジエステラーゼ4(PD4)阻害薬であるアプレミラストなども保険収載され，TNF-α 阻害薬をはじめとする生物学的製剤も次々と登場し，治療選択の幅は広がりを見せている．

　また，掌蹠膿疱症は手掌，足底に無菌性膿疱や角化性紅斑が生じ，慢性に経過する疾患である．我が国では独立疾患として扱われているが，欧米では膿疱性乾癬の局所型に分類されている．掌蹠

＊ Megumi MIZAWA，〒930-0194 富山市杉谷2630　富山大学学術研究部医学系皮膚科学，診療准教授

膿疱症が乾癬と大きく違うのは，病巣感染との関連が強いことである．そのため，齲歯，歯周炎，根尖病巣などの歯性感染症や慢性扁桃炎などがあれば治療する必要がある．また，禁煙も重要である．それに加え，掌蹠膿疱症の一般的な治療は副腎皮質ステロイド外用薬や活性型ビタミン D_3 軟膏による外用療法や紫外線療法，免疫抑制剤の内服などである．さらに，掌蹠膿疱症に対しても生物学的製剤が保険収載され，使用できるようになった．しかし，両疾患において基礎疾患などにより標準的治療の副作用が懸念される場合や，経済的な理由で高額な治療ができない場合などの補完的治療として漢方薬に期待を寄せられている．

乾癬に用いられる漢方薬

　乾癬の病理学的特徴である表皮の肥厚，真皮乳頭延長，毛細血管の拡張は表皮細胞の turn over 亢進に基づく慢性増殖性変化であり，東洋医学的には瘀血ととらえる[1]．瘀血とは各種原因によって引き起こされた全身性あるいは限局性の血液循

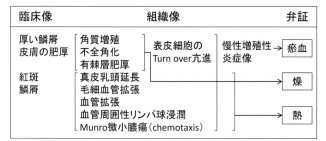

図 1. 尋常性乾癬における臨床像，組織像と弁証との関係
（文献 1 より引用）

環の障害により起こる状態であり，皮膚における瘀血の症状は色素沈着や苔癬化，毛細血管拡張などである．実際に橋本[2]は乾癬患者の41.7％（72例中30例）に高度な瘀血が存在したと報告している．また，紅斑や炎症細胞浸潤などは熱（新陳代謝の亢進，炎症），乾燥や鱗屑などは燥（乾燥性の生体侵襲）となる（図1）．そのため乾癬に対する漢方治療はそれらに対応する駆瘀血剤，清熱剤，滋潤剤が基本となる．

　また，高脂肪食，高カロリー食は乾癬の悪化因子の1つである．特に乾癬の患者では健常人に比較して肥満症の合併率が高い．乾癬の皮膚症状と肥満度には相関関係があるとの報告[3]や，食生活の改善とともに乾癬が軽快したとの報告[4]もある．特に肥満傾向や高脂血症の既往がある場合には，それらに効果のある大柴胡湯や防風通聖散が乾癬にも著効を示すことがある[5]．

1．体力が中等度以上の患者

a）温清飲

　温清飲は代表的な清熱剤である黄連解毒湯と滋潤剤である四物湯の合剤である．黄連解毒湯は黄芩，黄連，山梔子，黄柏の4つの生薬からなり，抗炎症作用[6]，好中球遊走能抑制作用[6]などが報告されている．また，四物湯は当帰，川芎，芍薬，地黄から構成される．これらの生薬は末梢循環を改善させ，乾燥している皮膚を潤す効果があるとされる．

　実際に，尋常性乾癬患者33例に桂枝茯苓丸などの駆瘀血剤と温清飲の併用による長期治療を行った報告では，著効16例（49％），有効10例（30％）と，全体の有効率は79％であった[7]．

　また，乾癬患者の多く（62.8〜98.3％）[8]が痒み

を有するとされている．当施設で2007〜2016年に受診した尋常性乾癬患者100例（男性72例，女性28例）の調査でも，86例（86％）で痒みを伴っていた．乾癬やアトピー性皮膚炎などの瘙痒性皮膚疾患において，一次感覚神経から遊離される神経ペプチドであるサブスタンスPが痒みに関与すると報告されている．安東ら[9]は乾燥性皮膚瘙痒症のマウスを用いて温清飲の効果を検討し，サブスタンスP誘発の痒みの出現や増強に関与するNK1受容体や一酸化窒素合成酵素（NOS）の遺伝子発現を抑制することで鎮痒効果を発揮すると述べている．さらに，温清飲はT細胞の皮膚への遊走抑制作用があることも報告されている（図2）．

　温清飲は清熱作用と滋潤作用を併せ持つユニークな薬剤であり，尋常性乾癬の漢方治療のなかでは最も有効例の報告が多い．特に比較的体力のある実証から体力が中等度の中間証の患者の第一選択となりうる．

　温清飲には黄芩と山梔子が含まれている．黄芩では間質性肺炎や肝機能障害，山梔子では腸間膜静脈硬化症の副作用には注意が必要である．

b）桂枝茯苓丸

　桂枝茯苓丸は代表的な駆瘀血剤であり，桂皮，芍薬，桃仁，茯苓，牡丹皮の5つの生薬から構成される．桂枝茯苓丸には抗血栓作用や末梢血管拡張作用などのいわゆる駆瘀血作用に加え，抗炎症，抗アレルギー作用など多彩な作用を併せ持つ．なかでも芍薬や牡丹皮に含まれるペオニフロリンはモノテルペン配糖体であり，西洋薬には含まれない成分である．筆者らはこれまでにELISA法を用いて炎症性サイトカインの産生の変化を検討している．桂枝茯苓丸およびペオニフロリンの前培養により，炎症性サイトカインは有意に抑制され，ペオニフロリンおよび桂枝茯苓丸がヒト皮膚血管内皮細胞に対して，抗炎症作用を示すことが明らかとなった[10]．本方剤は体内のいずれかに瘀血が存在していれば使いやすい漢方薬の1つである．乾癬治療に用いる場合，単独で治療が可能な場合もあるが，上述のように温清飲と併用での

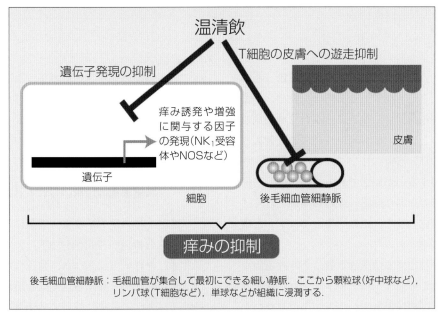

図2. 温清飲の抗瘙痒作用機序（文献9より引用）

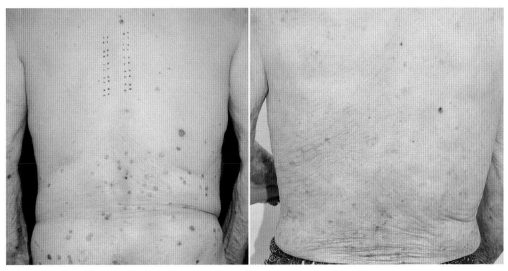

a. 桂枝茯苓丸内服前   b. 桂枝茯苓丸2年間内服後

図3. 桂枝茯苓丸による乾癬治療

有効性の報告が多い.

＜尋常性乾癬の症例＞

患　者：82歳，男性

　60歳ごろ発症の尋常性乾癬. 種々の治療を受けてきたが，改善に乏しく漢方治療を希望され当院を受診した. 四肢，腰部などに軽度の鱗屑をつける紅斑が散在しており，痒みが強い状態であった. ステロイド外用，VitD₃外用薬，抗ヒスタミン薬内服，ナローバンドUVB療法を併用したうえで桂枝茯苓丸内服を開始した（図3-a）. 皮疹，痒みの自覚とも改善傾向となり，2年間治療を継続しているがよい状態を保っている（図3-b）. 副作用の発現はみられなかった.

2. 体力の低下した患者

a）四物湯・当帰飲子

　四物湯は当帰，川芎，芍薬，地黄からなり，皮膚の血流改善・栄養補給，新陳代謝亢進作用により皮膚の乾燥を潤す効果を持つとされる[11]. 当帰

飲子は四物湯に荊芥，防風，黄耆，何首烏，蒺藜子，甘草を加えた方剤である．防風，荊芥，蒺藜子は止痒，発汗作用を，黄耆は皮膚バリア機能改善作用を持つとされ，最も頻用されるのは老人性乾皮症である[11]．乾癬に対しては炎症反応の少ない病変に使用するのが原則である．四物湯，当帰飲子とも皮疹の赤みや熱感，隆起傾向が乏しく，落屑や乾燥傾向の強く，比較的体力の低下した虚証の患者で有効である[5]．

当帰飲子や後述する防風通聖散，十味敗毒湯などは甘草を含んでおり，偽アルドステロン症などを起こしうる．血圧上昇やむくみが出現しないか確認し，定期的に採血を行うことが望ましい．

3．肥満傾向や高脂血症の既往がある場合

a）大柴胡湯

大柴胡湯は柴胡，半夏，生姜，黄芩，芍薬，大棗，枳実，大黄の8種類からなる方剤である．このうち柴胡，黄芩，大黄には清熱・消炎作用があり[12]，柴胡，黄芩には脂質代謝改善作用を有する．大柴胡湯は総コレステロール・中性脂肪・リン脂質・βリポ蛋白質の低下作用，HDLコレステロールの増加作用などが報告されている[13]．がっちりした体格で，肩こりや便秘があり，腹部は上腹部が緊満し，肋骨下部の抵抗（胸脇苦満）がある症例に適している．高血圧や糖尿病を伴う場合にも良い．

b）防風通聖散

防風通聖散は防風，黄芩，大黄，芒硝，麻黄，石膏，白朮，荊芥，連翹，桔梗，山梔子，芍薬，当帰，川芎，薄荷，滑石，生姜，甘草からなる方剤である．このうち黄芩，山梔子，甘草は脂質代謝改善作用を有する生薬である[14]．防風通聖散は褐色細胞における熱産生と白色脂肪細胞における脂肪分解が促進されて体重が減少することが報告されている[15]．また，臨床研究では本方剤により基礎代謝量の増加と体重減少，内臓脂肪量の減少，インスリン抵抗性の改善を認めたとされている[16][17]．耐糖能異常のある肥満女性に対して食事制限および運動療法を併用した二重盲検試験において，24週間の防風通聖散投与によりプラセボ群に比較し平均3.4kg上乗せした体重減少，および内臓脂肪面積の減少も報告されている[17]．太鼓腹でのぼせや浮腫，便秘がある患者がよい適応である．高血圧や糖尿病を伴う場合にもよい．

掌蹠膿疱症に用いられる漢方薬

掌蹠膿疱症の漢方治療は，膿疱に対しては主として十味敗毒湯が使用される[18]．また，乾癬と一部共通した考え方に基づき，角化性局面に対しては清熱滋潤作用を有する温清飲や駆瘀血剤として桂枝茯苓丸が，紅斑に対しては清熱剤として黄連解毒湯が使用される．

1．膿疱が多発する場合の処方

a）十味敗毒湯

十味敗毒湯は桔梗，柴胡，川芎，茯苓，独活，防風，甘草，荊芥，生姜と樸樕または桜皮の10種類の生薬で構成されている．このうち柴胡，甘草は抗炎症作用を，桔梗は排膿作用を有すると考えられている．一般に皮膚疾患では化膿を伴う炎症性疾患の初期などによく用いられるが，その生薬の特徴から幅広い炎症性皮膚疾患に使用が可能であると考えられる．筆者らは10名の掌蹠膿疱症患者に十味敗毒湯を4～8週間投与し，7名で膿疱および過角化の改善が得られ（表1），平均PPPASIスコアが8.34±9.00から5.46±7.02と有意に低下（p＝0.01）した（図4）と報告している[19]．山腰ら[20]も同様に掌蹠膿疱症患者に十味敗毒湯の投与を行い，膿疱の消失のみならず，難治であった掌蹠の角化性病変に対しても高い効果を示したと述べている．また，金内[21]は掌蹠膿疱症38名に対し十味敗毒湯を12週間投与し，他覚症状のやや有効以上が50％，自覚症状の有効以上が74％であったと報告している．しかし，一方で十味敗毒湯は体力がある程度維持されている患者に投与すべきものであり，著しく体力の低下した患者に使用した場合，症状がむしろ悪化することがあるため注意が必要である[22]．

表 1. 十味敗毒湯を投与した掌蹠膿疱症症例のまとめ(文献 19 より引用)

Case	Age (y)	Sex	Prescribed medications	Period (weeks)	PPPASI (before treatment)	PPPASI (after treatment)	PPPASI improvement(%)
1	59	Female	topical corticosteroid oral anti-histamine oral vitamin H	6	31	24.2	21.9
2	61	Female	topical corticosteroid topical vitamin D_3	6	6.2	3.6	41.9
3	66	Male	topical corticosteroid topical vitamin D_3	8	7.2	5.4	25
4	73	Female	topical corticosteroid oral anti-histamine oral vitamin H	4	4.8	2.8	41.7
5	66	Female	topical corticosteroid topical vitamin D_3	8	7.8	4.4	43.6
6	63	Male	topical corticosteroid oral anti-histamine oral vitamin H	8	14.8	8.8	40.5
7	63	Male	topical corticosteroid oral anti-histamine	4	8	1.2	85
8	77	Male	topical corticosteroid oral vitamin H	8	1.2	1.2	0
9	70	Female	topical corticosteroid oral vitamin H	5	0.4	0.4	0
10	59	Female	topical corticosteroid oral anti-histamine oral vitamin H	4	2	2.6	−30

＜掌蹠膿疱症の症例＞

患 者:59 歳,女性(表 1 の case 1)

6 年前から両手掌,両足底の小膿疱と紅斑,過角化が出現し,抗ヒスタミン薬内服,副腎皮質ステロイド外用薬,およびナローバンド UVB による治療を受けるも難治の状態であった.喫煙は 1 日 10 本程度であり,禁煙を勧めるも困難.歯科診察では齲歯と辺縁性歯周炎があり,並行して治療していた.症状は軽快と増悪を繰り返しており,十味敗毒湯を追加したところ(図 5-a),症状は徐々に改善傾向を認めた(図 5-b).十味敗毒湯内服 4 か月後には膿疱の新生がみられなくなり,ナローバンド UVB も中止した.内服 8 か月後に骨盤内の放線菌感染症を合併し,掌蹠の皮疹も一時的に悪化した.内服 10 か月後には皮疹はほぼ消失したため,十味敗毒湯は中止し,その後終診とした(図 5-c).

2. 過角化が強い場合の処方

a)温清飲

温清飲は上述のように,清熱作用と滋潤作用を併せ持つ方剤であり,掌蹠膿疱症での報告例が最

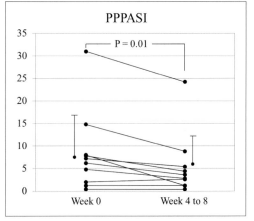

図 4. 十味敗毒湯による PPPASI スコアの変化
（文献 19 より引用）
掌蹠膿疱症患者 10 名に十味敗毒湯を 4〜8 週間投与し,掌蹠膿疱症患者の PPPASI スコアは有意に低下した($p=0.01$).

も多い方剤である.掌蹠膿疱症患者 97 例に対して温清飲を投与し,4 週間での有効率 59.8%,8 週間での有効率 69.8%と,投与期間の延長により有効率が上昇すると報告されている[23].比較的体力のある実証から体力が中等度の中間証の患者に用いるとよい.

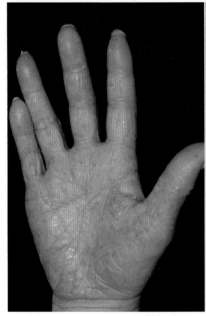 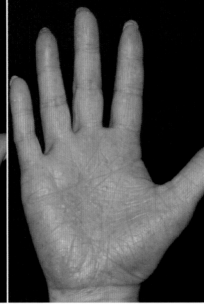 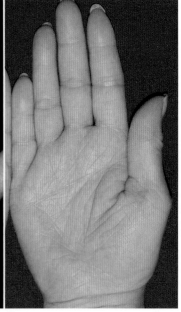

a．十味敗毒湯内服前　　　　b．十味敗毒湯6週間内服後　　　　c．終診時

図5．十味敗毒湯による掌蹠膿疱症治療（表1のcase 1）

b）桂枝茯苓丸

過角化が強い症例には桂枝茯苓丸が有効であるとされる．しかし過去の報告では単独投与されている例は少なく，温清飲や十味敗毒湯など他の漢方薬との併用が有効であったとされている．乾癬と同様，掌蹠膿疱症での真皮上層部での病態は微小循環の障害，すなわち東洋学的に顕微鏡的瘀血ととらえられている[24]．また，慢性炎症性皮膚疾患のほとんどが瘀血の概念に含まれるとされており，特に長期間緩解と再燃を繰り返す症例には駆瘀血剤である桂枝茯苓丸を併用するとよい[24]．

3．紅斑が強い場合の処方

a）黄連解毒湯

掌蹠膿疱症患者に対して黄連解毒湯を4～8週間投与した報告では，有効以上69％で，効果があったのは赤ら顔の患者に多かったと報告されている[25]．また，24名に黄連解毒湯とミノサイクリンを併用し，その後，黄連解毒湯単独療法に変更して22名に有効以上の効果が報告されている[26]．紅斑が強い場合は黄連解毒湯を用いるとよいが，さらに乾燥も強い場合は四物湯を併用する方法も有用とされている．

さいごに

尋常性乾癬および掌蹠膿疱症に使用される代表的な漢方薬について述べた．上記の薬剤以外にも，高齢者や体力の低下した虚証の患者の場合には補中益気湯などの補気剤や八味地黄丸などの補腎剤が有効な場合もある．乾癬，掌蹠膿疱症において漢方治療も選択肢の1つとなると考える．

文　献

1）濱田稔夫ほか：乾癬における駆瘀血剤を中心とした漢方療法について．日皮会誌，**96**：1507, 1986.
2）橋本喜夫：尋常性乾癬における証の分布と瘀血病態の検討．日東洋医誌，**47**(5)：819-826, 1997.
3）Naldi L, et al：Dietary factors and the risk of psoriasis. Results of an Italian case-control study. *Br J Dematol*, **134**：101-106, 1996.
4）Wolters M：Diet and psoriasis：experimental data and clinical evidence. *Br J Dematol*, **153**：706-714, 2005.
5）荒浪暁彦：【皮膚疾患漢方療法マニュアル】皮膚科難治性疾患の漢方治療．*MB Derma*, **131**：45-51, 2007.
6）丁　宗鐵：方剤薬理シリーズ　黄連解毒湯．漢方

医学，**21**(3)：94-97，1997.

7) 高橋邦明ほか：尋常性乾癬の漢方治療．漢方と最新治療，**28**(2)：177-182，2019.

8) Bahali AG, et al：The relationship between pruritus and clinical variables in patients with psoriasis. *An Bras Dermatol*, **92**(4)：470-473, 2017.

9) 安東嗣修，倉石　泰：温清飲による痒みの抑制機序．Phil 漢方，**40**：26-28，2012.

10) Yoshihisa Y, Furuichi M, Rheman UM, et al：The traditional Japanese formula keishibukuryogan inhibits the production of inflammatory cytokines by dermal endothelial cells. *Mediators Inflamm*, **2010**：804298, 2010.

11) 田宮久詩：【皮膚科漢方処方ベストマッチ 22】当帰飲子(抗乾燥・抗かゆみ)．*MB Derma*，**211**：71-73，2013.

12) 桜井みち代：【皮膚科漢方処方ベストマッチ 22】大柴胡湯(抗ストレス・抗炎症)．*MB Derma*，**211**：83-86，2013.

13) 山野　繁ほか：血清脂質および脳循環に対する大柴胡湯の効果―エラスターゼとの比較．漢方と最新治療，**4**(3)：309-313，1995.

14) 福澤素子：生活習慣病に対する漢方　内分泌代謝疾患．成人病と生活習慣病，**45**(2)：198-203，2015.

15) Yoshida T, et al：Thermogenic anti-obesity effects of bofu-tsusho-san in MSG obese mice. *Int J Obes Relat Metab Disord*, **19**(10)：717-722, 1995.

16) 吉田俊秀，日置智津子：肥満治療としての漢方薬

の作用機序．医学のあゆみ，**202**(12)：1005-1009，2002.

17) Hioki C, et al：Efficacy of bofu-tsusho-san, an oriental herbal medicine, in obese Japanese woman with impaired glucose tolerance. *Clin Exp Pharmacol Physiol*, **31**(9)：614-619, 2004.

18) 橋本喜夫：【皮膚疾患と漢方療法】掌蹠膿疱症．*MB Derma*，**11**：57-64，1998.

19) Mizawa M, et al：Jumihaidokuto(Shi-Wei-Ba-Du-Tang)，a Kampo Formula, decreases the disease activity of palmoplantar pustulosis. *Dermatol Res Pract*, **2016**：4060673, 2016.

20) 山腰高子ほか：【掌蹠膿疱症の治療―あの手この手】掌蹠膿疱症の漢方併用療法．*J Visual Dermatol*，**11**(10)，1076-1078，2012.

21) 金内日出男：尋常性乾癬と掌蹠膿疱症に対する温清飲と十味敗毒湯の有用性．漢方と最新治療，**5**(1)：69-74，1996.

22) 豊田雅彦：【皮膚疾患漢方療法マニュアル】湿疹，皮膚炎，皮膚瘙痒症の漢方治療．*MB Derma*，**131**：13-18，2007.

23) 橋本喜夫ほか：掌蹠膿疱症に対する温清飲の使用経験．漢方診療，**10**(1)：51-55，1991.

24) 二宮文乃：掌蹠膿疱症の治療．東方医学，**2**(1)：3-11，1986.

25) 渡辺　信，大熊憲崇：掌蹠膿疱症に対する黄連解毒湯の使用経験．漢方医学，**10**(7)：21-24，1986.

26) 林　健ほか：掌蹠膿疱症に対する黄連解毒湯の効果および血清ビオチン濃度への影響．和漢医薬学会誌，**6**(3)：520-521，1989.

MB Derma, 295：36-40, 2020.

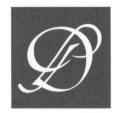

◆特集／皮膚科ではこう使う！漢方処方ガイド

蕁麻疹に対する漢方処方

橋本喜夫*

Key words：慢性特発性蕁麻疹(idiopathic chronic urticaria)，漢方治療(Kampo therapy)，一次選択(first choice)，茵蔯五苓散(Inchingoreisan)，二次選択(second choice)，十味敗毒湯(Jumi-haidokuto)，大柴胡湯(Daisaikoto)，柴胡加竜骨牡蠣湯(Saikokaryukotsuboreito)，加味逍遙散(Kamishoyosan)

Abstract 蕁麻疹で漢方薬が有効性を期待できるのは慢性特発性蕁麻疹で，1剤あるいは2剤の抗ヒスタミン剤で膨疹，痒みがコントロールできない症例である．日本皮膚科学会の診療ガイドラインではステップ2に相当する．筆者は抗ヒスタミン剤に付加する形で茵蔯五苓散をファーストチョイスにして，無効な場合は二次選択として十味敗毒湯，大柴胡湯，柴胡加竜骨牡蠣湯，加味逍遙散などを症状に応じて処方している．これらの方剤選択はあくまでも私案としてフローチャートで示したので参考にして頂きたい．また，特に難治な自己免疫性蕁麻疹では葛根湯が有効な症例もあるので選択肢の1つとして念頭に置いて欲しい．

はじめに

蕁麻疹は，膨疹あるいは紅斑を伴う一過性かつ限局性の浮腫が病的に出没する皮膚疾患であり，多くは痒みを伴う．多くの蕁麻疹は自発的に皮疹が出没する「特発性蕁麻疹」と，誘因がある程度はっきりしていて皮疹の誘発が可能な「刺激誘発型の蕁麻疹」に大別できる．2018年改定の日本皮膚科学会蕁麻疹診療ガイドライン[1]では，このほかに真皮下層から皮下組織にかけて浮腫がみられる「血管性浮腫」や，蕁麻疹様血管炎や色素性蕁麻疹などの「蕁麻疹類縁疾患」についても言及されている．このなかで漢方薬の使用価値があるのは特発性蕁麻疹であるが，同ガイドラインでも特発性蕁麻疹に対する薬物治療手順が示されている(図1)．これによるとステップ1で，まず非鎮静性第二世代抗ヒスタミン薬(H$_1$受容体拮抗薬)の通常

量を適宜使用して，他剤変更あるいは倍量投与を行う．そこでコントロールが得られないものがステップ2になり，この段階でステップ1で使用した薬剤に併用追加のかたちで漢方薬や，H$_2$拮抗薬，抗ロイコトリエン薬，グリチルリチン製剤(注射)，トラネキサム酸などが使用可能になる．ガイドラインからも筆者の経験からも，特発性蕁麻疹に対して，1剤あるいは2剤の抗ヒスタミン剤投与にもかかわらず十分なコントロールが得られない症例に，漢方薬はその有効性を発揮することが多い．非常に難治な蕁麻疹には抗IgE抗体製剤のオマリズマブも登場して選択肢が増えた．2剤以上の抗ヒスタミン剤を併用しても皮疹のコントロールが得られない場合は漢方の出番だと筆者は思っている．つまり，これらの西洋薬に付加する形で投与すると著効が得られ，オマリズマブの出番を減らすことも可能になる．

ここでは蕁麻疹に対する漢方処方について，抗ヒスタミン剤の併用を前提で筆者の経験を含めて概説する．

* Yoshio HASHIMOTO，〒078-8211 旭川市一条通24-111 JA北海道厚生連旭川厚生病院皮膚科，診療部長

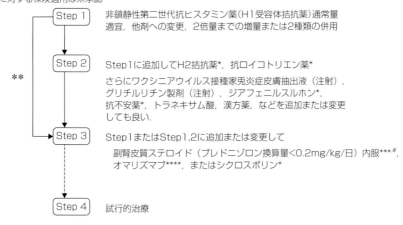

治療内容は，蕁麻疹の症状と効果に応じてステップアップし，症状軽減が見られれば原則として患者負担の高いものから順次減量，中止する.
　＊：蕁麻疹に対する健康保険適用は未承認
　＊＊：速やかに症状の軽減を図ることが必要な場合
　＊＊＊：1 か月以上減量または中止の目途が立たない場合は他の治療への変更を検討する
　＊＊＊＊：皮膚科専門医またはアレルギー専門医が，当該施設で，あるいは近隣医療機関と連携して，喘息，アナフィラキシー等の
　　　　有害事象に対応できる体制のもとで使用する
　＃：慢性例に対する保険適用は未承認

Step 1　非鎮静性第二世代抗ヒスタミン薬(H1受容体拮抗薬)通常量
　　　　適宜，他剤への変更，2倍量までの増量または2種類の併用

Step 2　Step1に追加してH2拮抗薬＊，抗ロイコトリエン薬＊
　　　　さらにワクシニアウイルス接種家兎炎症皮膚抽出液（注射），
　　　　グリチルリチン製剤（注射），ジアフェニルスルホン＊，
　　　　抗不安薬＊，トラネキサム酸，漢方薬，などを追加または変更
　　　　しても良い.

Step 3　Step1またはStep1,2に追加または変更して
　　　　副腎皮質ステロイド（プレドニゾロン換算量<0.2mg/kg/日）内服＊＊＊,＃,
　　　　オマリズマブ＊＊＊＊，またはシクロスポリン＊

Step 4　試行的治療

図 1. 特発性の蕁麻疹に対する薬物治療手順（文献 1 より）

蕁麻疹に対する漢方治療の考え方

　急性蕁麻疹に対しては西洋医学的標準治療で十分であり，漢方の出番はない．過去には抗ヒスタミン剤の眠気が問題で漢方治療を希望する場合があったが，現在は第二世代の非鎮静性抗ヒスタミン剤が主流なので問題ない．したがって，対象患者は前述したように特発性慢性蕁麻疹の場合である．この場合は標治療法（皮疹のコントロールがつかないときの漢方における対症療法）と本治療法（漢方における本質的治療；抗ヒスタミン剤による治療が長期にわたり，本質的治療，体質改善治療の患者希望があるときに使用する）を考慮する必要がある．まず症例として多いのが，2，3の抗ヒスタミン剤を併用するも依然として皮疹が出続ける場合である．つまり皮疹がある程度抑えられてはいるが，消えない場合である．この場合の標治療法の筆者のファーストチョイスは茵蔯五苓散である．本剤の茵蔯蒿は黄疸を治すといわれる生薬で，熱を冷まし，湿を利する効果がある．五苓散は体内の水分の偏在を是正する代表的な方剤なので，これに茵蔯蒿が付加されたと考える．蕁麻疹に有効な機序は不明だが，真皮上層の浮腫を水分の偏在ととらえると，これを是正することが，蕁麻疹に有効と推定される．また筆者の経験上，この方剤を投与すると，既に投与中の抗ヒスタミン剤の効果が増強する印象がある．タガメット®（シメチジン）と同様なメカニズムで有効なのではと推測している（つまり肝代謝の抗ヒスタミン剤が何らかの理由で血中濃度が上がると推測している）．

　特徴のない蕁麻疹であるが，皮疹が意外に頑固でコントロール不能の場合は十味敗毒湯も考慮する．本剤は本治療法として長期に使用できるので使い勝手もよい．感染症や感冒で悪化する慢性蕁麻疹は，肩こりや頭痛がなくても葛根湯が著効することがある．その他，消風散，大柴胡湯，茵蔯蒿湯は蕁麻疹に保険適用がある．体力があり，胸脇苦満があれば大柴胡湯の著効例を経験しているが，プレドニン®を使用中であればステロイド減量効果も併せ持つので選択しやすい．寒冷蕁麻疹は，寒冷刺激で膨疹が誘発される難治で稀な蕁麻疹であるが，冬場にスキーのインストラクターの仕事をしている患者では麻黄附子細辛湯の著効例を経験している．これも覚えておくと便利だ（ただし蕁麻疹に保険適用がない）．

稀ではあるが，一番困るのが自己血清中に抗IgE抗体や受容体抗体を持つ自己免疫性蕁麻疹である．筆者の経験した2例とも3剤以上の抗ヒスタミン剤内服に加えて，連日プレドニゾロン（以下，PSL）を5〜10 mg以上内服せざるを得ない状態であったが，葛根湯を追加内服することで劇的に改善し，PSLを減量もしくは中止できた．したがって，自己免疫性蕁麻疹と思われる難治で治療抵抗性の症例には葛根湯を付加する形で投与を試してもらいたい．膨疹は著明に改善したが，浮腫やむくみが残る場合は五苓散を，咽喉頭部の違和感や息苦しさを伴う蕁麻疹には柴朴湯を使用できる．ちなみに血管性浮腫の一型で若い女性の下半身に生じる non-episodic angioedema with eosinophilia は好酸球を IPD 内服で下げ，浮腫，むくみを五苓散で治療する方法もあるので記憶しておきたい．特発性蕁麻疹における漢方方剤の選択のフローチャート（私案）を男女別で示す（図2）．いずれにしても茵蔯五苓散をファーストチョイスにして，女性は生理や瘀血の関与を忘れずに駆瘀血剤を考慮し，男性では仕事上のストレスの関与を忘れずに大柴胡湯などの柴胡剤を考慮することがポイントだと思う．

症例報告

<症　例>62歳，男性

主　訴：難治性蕁麻疹

現病歴：1年以上前から特に誘因なく発症して，市内皮膚科2軒に通院していた．市内皮膚科クリニックではステロイド内服も併用していた．この1年間は抗ヒスタミン剤平均3剤以上投与を受けるも改善なく，ゾレア®（オマリズマブ）投与を希望して市内皮膚科から紹介受診した．最近までオロパタジン，デザレックス®（デスロラタジン）内服中で皮疹は常に消退しない状態．当科初診時，諸検査をオーダーして結果をみてゾレア®を開始予定としていた．検査結果が出るまでは同じ処方に茵蔯五苓散を追加投与してみた．

初診時現症：体幹，四肢に手掌大〜手拳大まで

の多発性膨疹が認められる．

治療および経過：2週間後再来．皮疹が随分よい状態だった．IgE：198↑，TARC：414 WNL，その他の生化学的検査に異常なし．再診時体幹，四肢に膨疹はみられない．オマリズマブ投与予定を延期して，もう少し様子をみたいと患者が言い出す．オロパタジンがやはり眠たいので変更希望あり，フェキソフェナジンに変更．この段階でフェキソフェナジン，デスロラタジン，茵蔯五苓散となった．さらに4週間後（初診から6週間後）再診時，背中に久しぶりに膨疹あり，患者に問診したところ，これほど長期に痒みや皮疹が楽であったのはこの1年間経験がないとのことなので，このままで様子をみたいという．この日フェキソフェナジンを倍量処方して，調子の悪いときは倍量内服をすすめた．初診から3か月後の再診時，全く皮疹のない状態が続く．このままゾレア®は使用せずに様子をみることにした．初診から1年後，ときどき圧迫に伴う遅発性蕁麻疹が出るが，自発性の痒みのある蕁麻疹はほぼ出現せず，デザレックス®も中止し，フェキソフェナジン常用量＋茵蔯五苓散7.5 g（日）で大変良好なコントロールが得られている．

考　案

前述したように2018年に改定された日本皮膚科学会の蕁麻疹診療ガイドライン[1]では，蕁麻疹に対する薬物療法としての漢方薬はステップ2の段階で考慮される．CQ18の「慢性蕁麻疹に漢方薬の併用は有効か」の項目での推奨文には，「抗ヒスタミン薬のみでは効果不十分な慢性蕁麻疹に対して抗ヒスタミン薬と漢方薬の併用は他に適当な治療法のない難治例に限り試みてよい」と記載されている．また同ガイドラインで漢方薬は，エビデンスレベルC（とても低い），推奨度2（弱い推奨；推奨した治療によって得られる利益の大きさは不確実である，または治療による害や負担と拮抗していると考えられる）と記載されている．ガイドラインの作成の方法上，漢方薬の評価が難しいこ

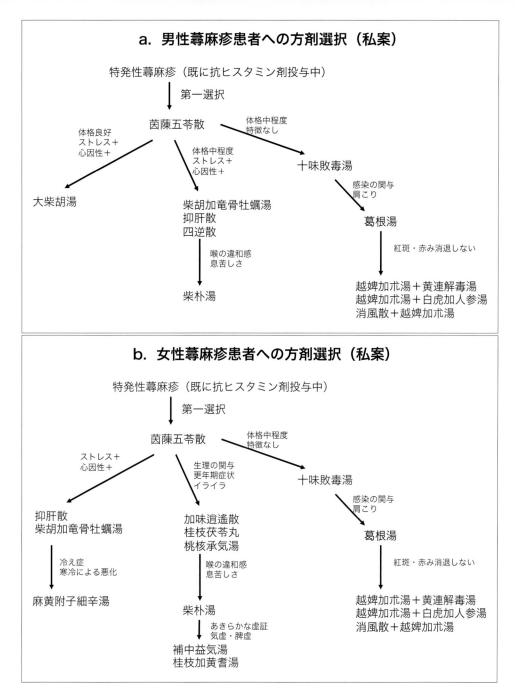

a. 男性蕁麻疹患者への方剤選択（私案）

特発性蕁麻疹（既に抗ヒスタミン剤投与中）

↓ 第一選択

茵蔯五苓散

体格良好
ストレス＋
心因性＋

体格中程度
ストレス＋
心因性＋

体格中程度
特徴なし

大柴胡湯

柴胡加竜骨牡蠣湯
抑肝散
四逆散

十味敗毒湯

喉の違和感
息苦しさ

感染の関与
肩こり

柴朴湯

葛根湯

紅斑・赤み消退しない

越婢加朮湯＋黄連解毒湯
越婢加朮湯＋白虎加人参湯
消風散＋越婢加朮湯

b. 女性蕁麻疹患者への方剤選択（私案）

特発性蕁麻疹（既に抗ヒスタミン剤投与中）

↓ 第一選択

茵蔯五苓散

ストレス＋
心因性＋

生理の関与
更年期症状
イライラ

体格中程度
特徴なし

抑肝散
柴胡加竜骨牡蠣湯

加味逍遙散
桂枝茯苓丸
桃核承気湯

十味敗毒湯

冷え症
寒冷による悪化

喉の違和感
息苦しさ

感染の関与
肩こり

麻黄附子細辛湯

柴朴湯

葛根湯

あきらかな虚証
気虚・脾虚

紅斑・赤み消退しない

補中益気湯
桂枝加黄耆湯

越婢加朮湯＋黄連解毒湯
越婢加朮湯＋白虎加人参湯
消風散＋越婢加朮湯

図 2. 蕁麻疹患者への方剤選択（私案）

とは理解される．しかし筆者も含めて漢方薬を頻用する臨床家は，ガイドライン上の推奨度，エビデンスレベルが高くないことを念頭に置きつつも，漢方薬によって良好な結果が得られた症例経験を多く持つことも確かである．したがって慢性特発性蕁麻疹の難治例に遭遇したときに，どのような方剤を選択すべきかを私案としてフロー

チャートで示した（図2）ので参考にして頂きたいと思う．蕁麻疹に対する漢方使用のエビデンスレベルの高い報告はみられないが，筆者なりに抽出したエビデンスを下記に示す．多くが多数の症例報告や，専門家の意見である．

平林[2]は，41歳女性の蕁麻疹患者に柴胡桂枝湯を投与して有効例を報告している．山本[3]は，40

歳女性患者に当帰飲子合黄連解毒湯を投与したところ有効だったと報告している. 谷口ら[4]は, 慢性化した寒冷蕁麻疹の8例に対して麻黄附子細辛湯を主に, 消風散を加えた併用療法で, 全例に有効だったことを報告した. これらは隋証投与法である. 坂井ら[5]は, 慢性蕁麻疹59例に葛根湯を病名投与して55.9%の有用率を報告している. 古賀ら[6]は, 慢性蕁麻疹30例に対して十味敗毒湯の単独投与で改善率70.0%の好成績を得ており, 投与6週目より顕著な改善傾向を認めたと報告している. 橋本ら[7]は, 慢性蕁麻疹61例を証に応じて十味敗毒湯, 大柴胡湯, 加味逍遙散, 桂枝茯苓丸, 茵蔯五苓散を投薬して経過をみたところ, 加味逍遙散投与群は85.7%の有効率, 十味敗毒湯は有効率50%, 著効例は単独投与に多く, 茵蔯五苓散の有効率は低い結果だったが, 著効例が多いこと, 単独投与が多いことが特徴であった. さらに最近橋本[8]は, 既存の抗ヒスタミン剤内服で難治な慢性蕁麻疹5例に対して茵蔯五苓散を追加投与する形で経過をみたところ, 1か月以内に全例著効したことを報告している.

文　献

1) 日本皮膚科学会蕁麻疹診療ガイドライン改定委員会：蕁麻疹診療ガイドライン 2018. 日皮会誌, **128**(12)：2503-2624, 2018.
2) 平林光子：柴胡桂枝湯が効いた一家. 漢方診療, **12**(1)：6, 1993.
3) 山本和行：当帰飲子合黄連解毒湯が有効であった蕁麻疹の1例. 漢方診療, **14**(1)：8, 1995.
4) 谷口彰治ほか：消風散および麻黄附子細辛湯の併用療法による寒冷蕁麻疹の治療. 皮膚臨床, **39**(8)：1315-1318, 1997.
5) 坂井博之ほか：慢性蕁麻疹に対する葛根湯の使用経験. 皮膚科における漢方治療の現況, **6**：39-48, 1995.
6) 古賀哲也ほか：慢性蕁麻疹に対する十味敗毒湯の使用経験. 皮膚科における漢方治療の現況, **6**：49-56, 1995.
7) 橋本喜夫ほか：各種皮膚疾患に対する漢方療法―病名投与法と漢方問診表による方剤の選択―. 皮膚科における漢方治療の現況, **11**：3-27, 1999.
8) 橋本喜夫：慢性蕁麻疹の漢方療法(慢性難治性皮膚疾患に対する漢方医学的アプローチ). 日東洋医会誌, **62**(2)：256-261, 2011.

MB Derma, 295：41-48, 2020.

◆特集／皮膚科ではこう使う！漢方処方ガイド

膠原病に対する漢方治療の実際

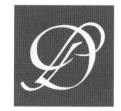

前田　学*

Key words：膠原病(collagen diseases)，全身性強皮症(systemic scleroderma)，シェーグレン症候群(Sjögren's syndrome)，漢方(Kampo)，駆瘀血剤(Kuoketsuzai)

Abstract　各種膠原病，特に全身性強皮症や皮膚筋炎の病態に「瘀血」状態が背景に存在するため，漢方治療では駆瘀血剤を中心とし，レイノー症状や冷え症，末梢循環不全には当帰四逆加呉茱萸生姜湯や加工附子を併用すること．体力消耗時には補中益気湯や十全大補湯を選択し，各種不定愁訴の多いシェーグレン症候群には証に合わせた各種漢方薬を用い，多剤併用を避けること．治療効果をより高めるため胃腸を調えることが肝要である．例えば，便秘に大黄甘草湯，下痢に真武湯，大建中湯など．

はじめに

　膠原病には全身性エリテマトーデス(SLE)，全身性強皮症(SSc)，皮膚筋炎・多発性筋炎(DM/PM)，関節リウマチ(RA)，多発性動脈硬化症(PN)，リウマチ熱(RF)，その他にオーバーラップ症候群，MCTD(混合性結合組織性疾患)，シェーグレン症候群(Sjs)やサルコイドーシス，ベーチェット病，高安病なども広義的にはこの膠原病に含まれている．

　まず，皮膚科では最も症例の多いSScの症例を中心に西洋医学的観点から病態を列記するとともに，各病態別に選択すべき漢方製剤を紹介する．

全身性強皮症

　SScの80〜90%はレイノー症状(R症状)[1]が初発し，皮膚の硬化が進展するので，R症状を有する患者には詳細な問診と精査を必要とする．振動病[1]ないし白蝋病(チェーン・ソー病)とは，まず色調の変化と，時間および原因が単に寒冷刺激のみか否かという3点の鑑別点が重要である．膠原

* Manabu MAEDA，〒501-4228 郡上市八幡町桜町278　医療法人新生会八幡病院皮膚科，部長

病に伴うR症状では3相変化(白色-紫-赤-常色と3色に変化)するが，振動病では2相変化が主で紫色を呈さず，出現時間も振動病では30〜60分と長く，寒冷刺激のみで発現する．

　SScのR症状では，寒冷刺激以外にも温熱負荷や振動負荷でも惹起される．温熱負荷R症状は冬の寒い脱衣所から湯船に体を沈めた際にみられる症状で，寒冷負荷R症状と同時か，ないし数年遅く出現することがある．軽症や不全型のSScの約60%にみられる．

　東洋医学的には，このR症状は気逆と解されているが，瘀血とする意見もある．急速な一過性の血管攣縮による末梢循環不全と考え，当帰四逆加呉茱萸生姜湯や人参養栄湯などの服用が望まれる．

　SScではしばしば手指潰瘍が認められるが，指先陥凹性小瘢痕[2]はSScに特徴的にみられ，DMでも少なく，SLEにはまず存在しない．ビタミンEやPGE₁製剤を投与するが，漢方では当帰四逆加呉茱萸生姜湯や人参養栄湯などが適用で，PGE₁製剤との併用がより効果的である．

　特に末梢循環不全の範疇にある凍瘡に関しては，幼弱〜小中学には半数に認められるが，成人後に再燃するタイプ(中年型)や持続型は各種膠原病の初期症状[3]を疑うこと．

出血点[4]は延長した爪上皮内部にみることが多く，微小末梢循環不全を示す微小な形態で「瘀血」とみなしてよい．SSc では中指や薬指を中心に多指に数多くみられるのが特徴で，特に抗セントロメア抗体（ACA）陽性の限局型（limited type）では有意に多い．次に皮膚筋炎に多いが，出血を伴う例と伴わない例が混在する．滝状に激しい出血塊がある場合には肺線維症の活動期ないし予兆とみてよい．その証拠にステロイドパルス療法後には急速に改善する例が多い．

一方，爪上皮延長ないし多層化は，微小局所の末梢循環不全を示していると考えられ，TGF-βなどのサイトカインが主役を演じている可能性がある．いずれも，当帰四逆加呉茱萸生姜湯や加工附子製剤併用が適応となる．

爪周囲の紅斑や手掌紅斑も局所での血流の滞りを生じている，すなわち瘀血状態とみなすことができる．

1．実際例の紹介

SSc 患者に合併した下腿脂肪織炎に対する漢方併用例を下記に示す．

＜症　例＞54 歳，女性（元手作業員：ニッパー工具使用 15 年）

主　訴：手指の硬化と R 症状

家族歴・既往歴：特記すべきことなし

現病歴：初診の 1 年前より両手に R 症状が出現し，全身の浮腫も伴ったために名古屋市内の病院で全身性強皮症と診断された．手指の硬化と拘縮で 5 月に当科に初診した．

現　症：両手指の皮膚は硬化し，やや拘縮状態であったが，爪上皮の延長や出血点はなく，皮膚潰瘍や点状陥凹・角化も認められない．顔面，頸部，胸部および前腕に色素沈着を伴う皮膚硬化が見られた．

検査結果：WBC：8,200/mm³，血液像（Ba：1，Eo：2，Stab：6，Seg：65，Lym：22，Mo：4%），赤血球：377万/mm³，Hb：11.6 g/dL，Ht：37.5%，総蛋白：7.1 g/dL，Alb：4.1 g/dL，CRP：0.11 mg/dL，肝機能：AST：30 IU/l，ALT：25 U/l，

LD：247 IU/l 上昇，γ-GT：134 U/L 上昇，CK：357 U/l 上昇，BUN：12.5 mg/dl，クレアチニン：0.45 mg/dL，B 型・C 型肝炎（－），Na：143 mmol/L，K：4.6 mmol/L，Cl：105 mmol/L，尿検査では蛋白・尿糖ともに陰性，抗核抗体は 640 倍（Nucleolar，speckled 陽性），抗 RNP ポリメラーゼ III 陽性，インデックス 90，抗 Scl-70，RNP，SSA/B，Jo-1 抗体陰性，CH₅₀：76 上昇，KL-6：248，RAPA：40 未満，TSH：4.73 μL/dL，遊離 T3：3.3，遊離 T4：1.02，マイクロゾーム・テスト 100 未満，サイロイド・テスト 100，総コレステロール 212 mg/dL，LDL：111 mg/dL，TG：114 mg/dL，View36 全て陰性．

診断確定：初診時より，上肢，躯幹を主とする浮腫性硬化を伴った SSc の診断のもと，前腕伸側より皮膚生検を実施し，真皮膠原線維の増殖・硬化，立毛筋の代償性肥大，皮膚付属器の減少および真皮上層の毛細血管壁の硬化より診断確定した．

治療および経過：臨床像および組織像から，プレドニン® 4 錠/日内服を開始し，同時に，当帰四逆加呉茱萸生姜湯および柴苓湯各 3 包/日を併用した．初診の翌年，下腿に紅斑を伴う浸潤・硬化局面が出現（図 1）した．病理組織検査では皮下脂肪織炎（図 2）で，1 か月半で略治した（図 3）．現在，プレドニン® は 2 錠に軽減し，経過観察中である．

全身性エリテマトーデス

SLE では蝶型紅斑が特徴的とされているが，顔面にはしばしば，DLE も合併しやすい．この DLE は，ステロイド外用剤のみでは十分なコントロールが不可能であり，桂枝茯苓丸以外にもサラゾピリン® の併用や，ミゾリビン内服も効果がある．

リベド病変は両下腿を中心に認められることが多いが，抗カルジオリピン抗体症候群や各種の膠原病を鑑別する必要がある．当帰芍薬散，当帰四逆加呉茱萸生姜湯，人参養栄湯などを考慮することが肝要で，特に冷え症が根底にある場合には，加工附子末を少量（0.5〜1 g/日）追加投与すること．

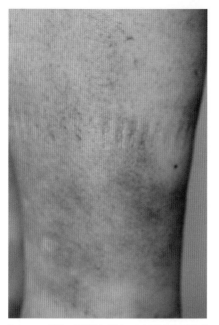

図 1. 下腿の浸潤を触れる硬化紅斑局面

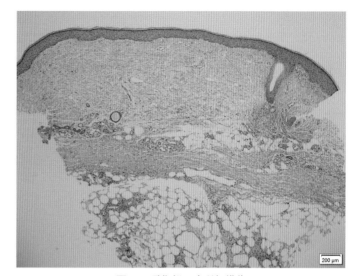

図 2. 硬化部の病理組織像

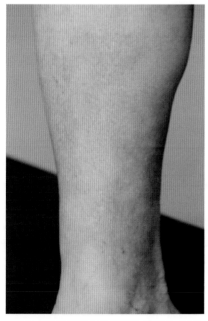

図 3. 当帰四逆加呉茱萸生姜湯および
柴苓湯3包投与1か月半後の臨床
像(略治)

皮膚筋炎

　手指関節背面や膝・肘などをはじめ，ゴットロン徴候が特徴的で，顔面紅斑に関しては，顔面全体ないし上眼瞼を中心とする紅斑を伴いやすい。強皮症と同様，瘀血とみなして桂枝茯苓丸をはじめとする駆瘀血剤が第一選択薬となる(図4)。体力消耗ないし虚弱状態にあるときには補中益気湯[5]が奏効する。

関節リウマチ

　関節痛を主体とする各種の自覚症状には，これまでの漢方薬に準じた処方を考えること。特に関節痛には疎経活血湯や防已黄耆湯が有効である。

シェーグレン症候群

　Sjs には特にのぼせや手足の痺れ，口渇，目の乾き(ドライアイ)，易疲労感，筋肉のこむら返り，関節痛などの各種不定愁訴が目立つが，こうした愁訴には漢方が第一選択となる。

　のぼせや顔面紅潮には，黄連解毒湯，梔子柏皮湯，桃核承気湯，桂枝茯苓丸などの駆瘀血剤が適応となる。

　手足のしびれには牛車腎気丸，筋肉のこむら返りには芍薬甘草湯，関節痛には疎経活血湯，防已黄耆湯を，易疲労感や食欲減退には十全大補湯や補中益気湯などを必要とする。

　特に Sjs では SSc と同様に乾燥皮膚(乾皮症)が目立つことが多いが，四物湯などの利潤作用を有するものが適する。なお，麦門冬湯は乾性咳以外

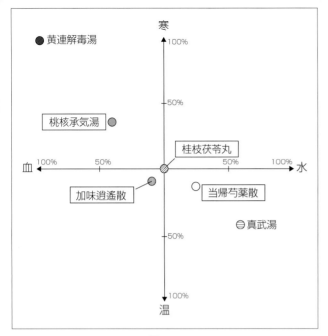

図 4.
レーダーグラフ（渡邊）を応用した特性目安による駆瘀血剤
の位置づけ（縦軸に寒・温を，横軸に血・水を配したグラフ）

にもドライスキンに有用とされる.

脱毛例にビスコクラウリン・アルカロイド（セファランチン®）と真武湯，加工附子，半夏厚朴湯が有効であった例[6]も経験している.

ビスコクラウリン・アルカロイドは1934年に近藤平三郎がタマサキツヅラフジ塊根から抽出に成功して以来，翌年には結核菌発育阻止作用[7]のあることから戦前より結核治療薬として多用された. その後，蛇咬傷をはじめ円形脱毛症，滲出性中耳カタル，放射線照射後の白血球減少症などに有用であることが報告され，最近では生体膜透過亢進抑制，ヒスタミン遊離抑制，ロイコトリエンB4 産生抑制，脂質過酸化反応・スーパー・オキサイド抑制，免疫増強作用，血液幹細胞増加，副腎皮質ホルモン産生増強および末梢循環改善作用など多岐に及ぶ薬効[8]が解明され，最近ではインシュリン成長因子-1 を放出する作用[9]も報告されている. 臨床的にも多くの有効例[10]を経験している.

膠原病に合併しやすい青年性扁平疣贅や尋常性疣贅には，セファランチン® 20 mg/日と十味敗毒湯や排膿散及湯および薏苡仁（ヨクイニン）の長期投与[11]で奏効する.

ベーチェット病/口内アフタ

ベーチェット病などに伴いやすい口内アフタ・潰瘍に対しては，セファランチン®（成人で 20 mg/日）が有効なことが多い. また舌痛症でも単独で奏効することも多いが，半夏瀉心湯や柴朴湯が有効とする報告もある.

東洋医学的にみた膠原病の病態

瘀血スコア（寺沢ら）を応用して解析すると，各種の膠原病患者には瘀血状態がより顕著に認められるのが特徴[12]の 1 つで，このスコア値は重症度と正相関し，不全例ないし軽症例では同スコア値もより低い傾向にある. 各種の慢性皮膚疾患にも同様に瘀血がみられる. ただし，この瘀血状態が原因か結果かは不明で，気・水の異常が結果的に血の異常に結びついている可能性は大である.

膠原病の気血水の関係についてわかりやすい例えを以下に紹介する.

気血水のうち，気は空の雲と同様連山の峰から遙か上空に浮かび，雨（水）を連山に降り注ぎ，雨水は地面から地下水を形成して谷から川，さらには湖を形成し，最終的には海を形成する（図 5）. 気には気虚，気逆，気鬱が，血には瘀血と血虚が，水には水滞が存在し，各症状別に使用方剤が決まる.

言うまでもなく，連山の山頂は SLE, SSc, DM/PM などの各疾患で裾野は連続しているので，病態や自覚症状にも共通のものがあると解釈できよう. さらに MCTD は SLE, SSc, DM/PM の 3 者を併せ持つ山脈に相当すると考えると容易に理解できる.

連山の土地は血に相当し，川や海は水に当たる. 気血水は互いに相関・連動している様子が理解できる. すなわち，気の雲は大地に雨を降らせ，その大地にしみ込んだ水は湧き水となり谷や川を下り，やがて海に注ぎ，海から水が蒸発して雲を形成するというサイクルを繰り返している.

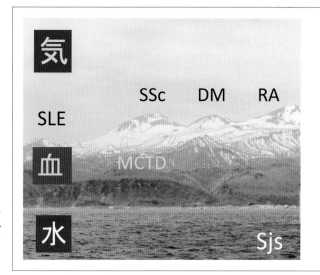

図 5.
膠原病の東洋医学的な模式図
空(雲)と連山と海(水で循環する地球に例えた膠原病の位置づけ)

気滞・気鬱・気虚

瘀血・血虚

津液・水毒

腹証ではSScやDM/PMは腹力が高度で硬い例が目立つが，SLE はさほど硬い例は目立たず，一方，Sjs では腹力は極めて軟弱で，いわゆる蛙腹状態が特徴的で小腹不仁が認められる．

舌裏面の静脈怒張に関しても，SSc や DM/PM は比較的高度な例が目立つが，Sjs では比較的軽度である．すなわち，両者は瘀血の程度が異なるのが特徴とみてよい．さらに，舌表面の性状に関しては，シェーグレン症候群では糸状乳頭が平坦化した赤舌が目立つが，赤舌をみたとき，約4割の特異性[13]で Sjs と診断できる．

漢方の処方

1．コルチコステロイド剤を主な投与剤とする場合

あくまで基本は西洋医学を中心に，炎症症状が強く，CRP が高値で発熱があるなどの急性活動期には，副腎皮質ホルモン(コルチコステロイド)剤を投与すべきであり，漢方単独では十分な効果を得られないことが多い．むしろ，漢方の使用はグルココルチコイド類似作用による相乗効果と，その副作用軽減を主眼にすることを主目的と考えたほうがより合理的と考えられる．特に，SSc では過凝固・低線溶状態[14)15)]でかつ，長期にわたるステロイド投与が血小板由来蛋白の1つであるβ-トロンボグロブリンと血小板第4因子の正相関比率を狂わせ(図6)，結果的に血液凝固能を亢進させる可能性のあることから血液粘稠度是正作用

を有する漢方薬も有用とされる．

口渇を伴う細菌性下痢(マラリア)に有効とされた柴苓湯は，柴胡剤の抗消炎作用やコルチコステロイド類似作用を薬効とし，五苓散が利水作用を主に司るので，併用を考慮すべき薬剤の1つである．一般的には，膠原病の安定期は少陽病に該当するので，胸脇苦満を伴い，脈は弦であることが多い．したがって柴胡剤が第一選択となる．

2．コルチコステロイド剤以外を主とする疾患(Sjs など)

コルチコステロイド剤をほとんど使用しないSjs では，各種の不定愁訴が主なため，数々の西洋薬を併用する必要に迫られる．そのため，知らず知らずのうちにポリファーマシー(多剤服用)に陥る危険性があるため，不定愁訴には漢方薬を第一選択としている．

全身症状に対する漢方

1．消化器症状

便秘時，しかも既に習慣性便秘で各種の西洋薬を既に内服中の場合，第一選択として大黄甘草湯を3回/日投与し，下痢ぎみになる場合には2回ないし1回と減量して調整をはかること．実証には大承気湯，老人や比較的虚証には潤腸湯や麻子仁丸も考慮すること．腹部膨満感や腹痛には大建中湯が良い．

下痢時には，まず真武湯を1～2週間投与して，胃腸の調子を整える必要がある．真武湯単独でも

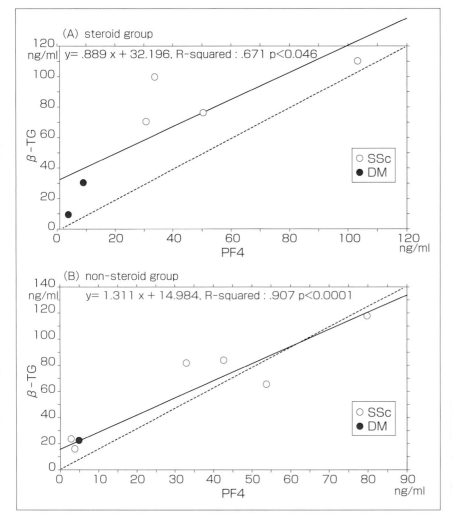

(A) steroid group
$y = .889x + 32.196$, R-squared : $.671$ $p < 0.046$

β-TG

○ SSc
● DM

(B) non-steroid group
$y = 1.311x + 14.984$, R-squared : $.907$ $p < 0.0001$

β-TG

○ SSc
● DM

図 6.
副腎ステロイド投与群と非投与群での血小板由来蛋白の比較：β-TG と血小板第 4 因子の正相関（A はステロイド投与群，B は非投与群）

不十分な場合には，より附子を多く含有している麻黄附子細心湯や真武湯に加工附子末 1～2 g/日ないしアコニチン（1 日 6 錠は附子末 1.5 g に相当）を併用すること．軽度の下痢では大建中湯も有用である．

やせ型で比較的虚証タイプの神経性胃炎や慢性胃炎には安中散，体力が中等度の人には平胃散などを用いる．

胸やけやおくび，嚥下困難には喉に梅の種が詰まった感じの“梅核気”とみなし半夏厚朴湯を処方する．プロトンポンプ・インヒビターほどの効果はないが，軽症例では十分に単独使用でも効果が期待[16]できる．

食欲不振，軟便などの消化機能不全，気力低下，手足冷えなどの脾虚状態には，補中益気湯，六君子湯や八味地黄丸を処方する．SSc では腎クリー

ゼ予防効果に優れたアンギオテンシン転換酵素（ACE）阻害薬を主に，血圧上昇傾向のあるときには，カルシウム拮抗剤以外に駆瘀血剤や七物降下湯などを選択している．

2．呼吸器症状

肺線維症の有無にかかわらず，激しい咳には麻杏甘石湯，乾性咳には麦門冬湯，粘性で汚い痰を伴う咳には清肺湯，風邪には葛根湯や麻黄湯，桂枝湯，遷延化した場合には竹筎温胆湯や小柴胡湯，体力のない虚証タイプには参蘇飲，香蘇散，鼻閉塞や慢性鼻炎などの耳鼻科的症状の強いときには辛夷清肺湯を用いている．

3．その他

扁桃腺炎には小柴胡湯加桔梗石膏（掌蹠膿疱症合併には第一選択），荊芥連翹湯，目眩には五苓散，苓桂朮甘湯，半夏白朮天麻湯，頭痛には釣藤

散や桂枝茯苓丸，呉茱萸湯，五苓散，川芎茶調散，頻尿・残尿には五淋散，猪苓湯などを用いている．

漢方製剤併用の利点と欠点

＜利　点＞

各種の自覚・他覚症状を有する膠原病では，多剤服用になりやすい．漢方製剤では多種の症状を改善させる効果もあるために少数の薬剤で事足りるため，その欠点を避けることができ，医療費の軽減にもつながる利点は捨てがたい．

＜欠　点＞

欠点として，副作用は少ないが，柴胡などによる間質性肺炎，黄芩などによる薬剤性肝炎，大黄による大腸メラノーシスや山梔子による特発性腸間膜静脈硬化症，甘草（グリチルリチン）過多による電解質異常や偽アルドステロン症に留意する必要がある．

考案・総括

上述の漢方薬は体質や病勢（証）に合わせて使用するのが原則であることは言うまでもない．

各種の皮膚疾患や膠原病の病態の1つとして"瘀血"証が健常人と比較して有意に存在することから，桂枝茯苓丸や加味逍遙散をはじめとする各種の駆瘀血剤が第一選択となりうるが，瘀血証は気ないし水の異常から二次的に生じていることも多い．

膠原病は副腎皮質ホルモン剤を第一選択とする場合が多く，その副作用を軽減するためにも，柴苓湯や五苓散などの各種の漢方製剤の併用も必要となる．

漢方製剤を選択する際，正確に弁証論治することは困難な場合が多いため，レーダーグラフ（渡邊）を用いた解析や特性目安[14]を用いた方法は簡便でわかりやすい．"瘀血"証に対しては特性目安[註]を参考に，駆瘀血剤を虚実証の有無から適時選択する方法がより実践的と考えられる．

実際の応用としては，まず桂枝茯苓丸を投与して，胃腸障害を示すときにはさらに弱い当帰芍薬散や加味逍遙散に変更するとよい．

なぜなら，血剤で保温作用も有する加味逍遙散では，血剤10%で，温剤7.7%，一方，桂枝茯苓丸は血剤と水剤が各20%と同等，寒剤と温剤も各33.3%と同等で，当帰芍薬散と加味逍遙散の中間的な位置にあるからである．

以上の薬剤でも不都合時にはさらに弱い真武湯に変更すること．この真武湯の特性目安は水剤60%で温剤42.8%であるので利水作用を有し，下痢などを主症状とする場合に有用である．

桃核承気湯，桂枝茯苓丸や加味逍遙散は駆瘀血剤の代表的な薬剤の1つで，血の道症の治療薬として，婦人科領域でも多用され，皮膚科領域でも酒皶様皮膚炎をはじめ，酒皶，痤瘡や主婦湿疹など各種の皮膚病にも応用されている．特に血毒の重症型でしかも実証タイプは黄連解毒湯や桃核承気湯が第一選択となるが，中間証の場合には桂枝茯苓丸が，比較的虚証タイプには加味逍遙散を，多少水毒の証，すなわち手掌多汗や下痢，手足の冷えがあるときには当帰芍薬散を選択すること．

参考までに大塚敬節は，難治な皮膚病には桂枝茯苓丸を第一選択とすべきであると記載[17]している．

註：特性目安[14]とはレーダーグラフの上半分と下半分を二分し，各々の分別に最大の％と次に多い％の差を表すことで正式なベクトル図を参照しなくても方向性がわかるように工夫した．たとえば黄連解毒湯は，特性目安では血剤100％でかつ寒剤100％で，レーダーグラフの6方向のベクトルでは10時20分となり，血剤の特性が極めて強く，冷ます（瀉下）作用も強力とわかる．本剤は短距離ないし短期決戦型の薬剤である分，リバウンドもより強いと考えること（図4）．

文　献

1) 前田　学，鹿野由紀子，森　俊二：全身性強皮症におけるレイノー現象の解析―振動病患者との比較―．日皮会誌，**99**：1255-1259，1989.
2) Maeda M, Matubara K, Hirano H, et al：Pitting scars in progressive systemic sclerosis. *Derma-*

tology, **187**：104-108, 1993.

3) 前田 学：膠原病患者における凍瘡の有無とその出現パターン. 西日皮膚, **64**：736-741, 2002.

4) Maeda M, Kachi H, Takagi H, et al：Hemorrhagic patterns in the cuticles distal to the proximal nailfolds of the fingers of patients with systemic scleroderma. *Eur J Dermatol*, **7**：191-196, 1997.

5) 前田 学：皮膚筋炎の女性に補中益気湯とセファランチンの併用が有効であった例. 漢方と診療, **6**：44-48, 2015.

6) 前田 学：潜在性シェーグレン症候群合併のびまん性脱毛に真武湯・加工ブシ末・セファランチンの併用が有効であった例. 漢方と診療, **6**：154-157, 2015.

7) Sato T, Kanaha Y, Fujii T：Relation of the characteristic action of biscoculaurine alkaloids on the erythrocyte membrane and their incorporation into the membrane. *Cell Stracture Function*, **5**：155-163, 1980.

8) 新生哲生, 前田栄樹, 橋本修治：Cepharanthine の immunomodulator としての作用機序. 消化器と免疫, **11**：201-205, 1983.

9) Inui S, Itami S：Induction of insulin-like growth factor-I by cepharanthine from dermal papilla cells：A novel potential pathway for hair growth stimulation. *J Dermatol*, **40**：1054-1055, 2013.

10) Maeda M：A case of generalized lichen nitidus with Köbner's phenomenon. *J Dermatol*, **21**：273-277, 1994.

11) 前田 学：ビスコクラウリン・アルカロイド(セファランチン®)内服. 疣贅治療考 イボ/コンジローマ/みずいぼ(江川清文編著), 医歯薬出版, pp. 140-142, 2005.

12) 前田 学：各種膠原病患者における瘀血病態の検討—"瘀血"スコアを用いた解析—. 日東洋医会誌, **44**：25-30, 1993.

13) Maeda M：Dermoscopic patterns of the filiform papillae of the tongue in patients with Sjögren's syndrome. *J Dermatol*, **33**：96-102, 2006.

14) 前田 学(著)：膠原病診療の最前線—現代における難病の病態と治療—. 谷口書店, 1998.

15) Maeda M, Kachi H, Mori S：Plasma levels of molecular markers of blood coagulation and fibrinolysis in progressive systemic sclerosis (PSS). *J Derm Science*, **11**(3)：223-227, 1996.

16) 前田 学：全身性強皮症(PSS)患者の上部消化器症状に対する半夏厚朴湯の有効性. 現代東洋医学, **11**(臨増)：232-233, 1990.

17) 大塚敬節, 矢数道明, 清水藤太郎：漢方診療医典, 南山堂, p. 412, 1979.

MB Derma, 295：49-52, 2020.

◆特集／皮膚科ではこう使う！漢方処方ガイド
夏場に多い皮膚疾患

大嶋雄一郎*

Key words：手掌多汗症(palmar hyperhidrosis)，伝染性膿痂疹(infectious impetigo)，防已黄耆湯(Boiogito)，抑肝散(Yokukansan)，消風散(Shofusan)，越婢加朮湯(Eppikajutsuto)

Abstract　手掌多汗症に対し，防已黄耆湯の防已，蒼朮，黄耆は皮膚表面の水をさばき湿を取り除く作用があり，さらに抑肝散を併用することで，抗ストレスおよび抗興奮作用が加わり，精神性発汗が抑制され，手掌の発汗抑制につながる．伝染性膿痂疹に対し，消風散の石膏，知母，地黄，苦参は抗炎症作用，荊芥，防風，牛蒡子，蝉退は瘙痒も鎮める．さらに蒼朮，木通は過剰な水分を調整し早期の治癒に働きかける．越婢加朮湯も麻黄，甘草，蒼朮に利水作用，石膏に抗炎症作用があり，清熱利水剤として処方される．アトピー性皮膚炎のred faceに対し，黄連解毒湯の黄連，黄柏，黄芩，山梔子は清熱・湿熱を取る抗炎症作用，黄連，山梔子には不眠・イライラ・興奮状態を鎮静する作用があり，よく使用される．また白虎加人参湯は石膏，知母，粳米に強い清熱作用，甘草，石膏，知母，粳米に乾燥を潤す作用があり，顔面に鱗屑が強く乾燥している顔面紅斑によい適応である．

はじめに

日本には四季があり，夏は6〜8月であるといわれている．しかし近年，地球温暖化の影響からか春と秋の期間が短くなり，9月や10月でも最高気温が30℃以上の真夏日になることがある．日本の夏は高温多湿であるため，大量の汗をかく．その汗をそのまま放置しておくとアトピー性皮膚炎の悪化につながったり，また冬場と比較し細菌・真菌感染症も多くなり，皮膚科外来を受診する患者は多くなる．今回，夏場に多い皮膚疾患として手掌多汗症，伝染性膿痂疹，アトピー性皮膚炎のred faceに対する漢方薬を含めた治療法について解説する．

手掌多汗症

1．手掌多汗症とは

基礎疾患がなく，手掌に発汗過剰を認める疾患

* Yuichiro OHSHIMA，〒480-1195　長久手市岩作雁又1-1　愛知医科大学皮膚科，准教授

を原発性手掌多汗症と定義される(図1)．患者は，書類に汗じみができたり，握手をすると相手に不快感を与えたりと様々な精神的苦痛を受け，日常生活においてQOLや労働生産性を著しく低下させている．手掌は精神性発汗であるが，手掌多汗症患者を多数診察していると，高温多湿の夏場により発汗が多くなる患者が数多く存在している．手掌多汗症に対する主な治療は塩化アルミニウムの単純外用/ODT(occlusive dressing therapy)，イオントフォレーシス，A型ボツリヌス毒素局注療法，胸部交感神経遮断術などがある[1]．

2．手掌多汗症の漢方治療

漢方治療はガイドラインに記載はないが補中益気湯，小青竜湯，四物湯，防已黄耆湯などは多汗症に対し処方されており，症例報告も多数みられる[2][3]．以前，防已黄耆湯と抑肝散内服併用が奏効した原発性手掌多汗症の5例を報告した[4]．防已黄耆湯は蒼朮，生姜，防已，黄耆，大棗，甘草の生薬が含まれる．防已，蒼朮は湿を取り除く生薬であり，黄耆も気虚を補い皮膚表面の水をさば

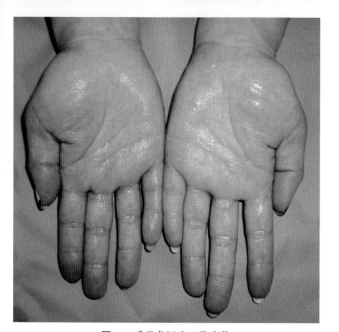

図 1. 手掌多汗症の臨床像

表 1. 防已黄耆湯・抑肝散の作用

<防已黄耆湯>
・防已，蒼朮は湿を取り除く作用
・黄耆は気虚を補い，湿を取り除く作用
<抑肝散>
・当帰，釣藤鈎，川芎，蒼朮，茯苓，柴胡は鎮静作用
・柴胡，甘草，茯苓はストレス反応を制御する作用

き，湿を取り除く作用があるため多汗症治療によく使用される[5]（表1）．手掌多汗症患者は「汗で紙がふやけて破れてしまう」，「いつもハンカチで汗を拭かないといけない」，「手の汗で握手や手をつなぐことをためらう」など日常生活に様々な支障をきたし，著しくQOLが障害されている．また，このような精神的ストレス状態に緊張や興奮が加わると手掌の発汗は精神性発汗であるため，さらに発汗が増えてしまう．抑肝散は当帰，釣藤鈎，川芎，蒼朮，茯苓，柴胡，甘草の生薬から構成される．当帰，釣藤鈎，川芎，蒼朮，茯苓，柴胡には鎮静作用，柴胡，甘草，茯苓にはストレス反応を制御する作用がある[6]（表1）．防已黄耆湯と抑肝散を併用した理由として，防已黄耆湯は防已，蒼朮，黄耆など湿を取り除き，皮膚表面の水をさばく作用があり，直接汗腺や汗管といった発汗機能に作用し発汗を抑制することができる．しかし手掌の発汗は精神性発汗であり，精神面からの治療アプローチには乏しい．そこで抑肝散を併用することで，抗ストレスおよび抗興奮作用が加わり，精神的ストレスの緩和や鎮静作用により精神性発汗が抑制され，さらに手掌の発汗抑制につながった可能性が示唆される．

伝染性膿痂疹

1. 伝染性膿痂疹とは

小児に好発する表在性細菌感染症である．夏季に多く虫刺症や外傷をきっかけに紅斑，水疱，びらんを生じる（図2）．原因菌に黄色ブドウ球菌，A群β溶血性レンサ球菌があるが，近年メチシリン耐性黄色ブドウ球菌（MRSA）によるものが増加している．臨床像から水疱性膿痂疹と痂皮性膿痂疹に分類される．水疱性膿痂疹の場合は黄色ブドウ球菌，痂皮性膿痂疹の場合は A群β溶血性レンサ球菌が原因菌とされてきた．角層で増殖した黄色ブドウ球菌が表皮剝脱毒素（exfoliative toxin）を産生し，浅い水疱を生じる．しかし，臨床像と原因菌は必ずしも一致しないという報告もある[7]．治療は原因菌に感受性のある抗生剤内服である．外用に関しては，抗生剤や湿疹を合併している場合にはステロイドを併用することがある．皮疹はガーゼなどで覆い，皮疹の拡大を防ぐ．

2. 伝染性膿痂疹の漢方治療

伝染性膿痂疹は炎症も強く，痒みも伴うため特に小児に発症した場合，搔破を我慢することができず皮疹悪化につながる．消風散は荊芥，防風，石膏，胡麻，甘草，地黄，当帰，木通，知母，苦参，蒼朮，牛蒡子，蟬退の生薬から構成される．石膏，知母，地黄，苦参は抗炎症作用があり，荊芥，防風，牛蒡子，蟬退は瘙痒も鎮める．さらに伝染性膿痂疹のびらん面からは滲出液も多く，蒼朮，木通は過剰な水分を調節する利潤作用があり早期の治癒に働きかける．また当帰，地黄，胡麻には滋潤養血作用がある[8]（表2）．消風散は全体的に燥性，寒性の方剤である．炎症性の充血・発赤が強ければ黄連解毒湯などを，浮腫，湿潤が強ければ越婢加朮湯などを加え，苔癬化した慢性湿疹などには桂枝茯苓丸などの駆瘀血剤を合方すると

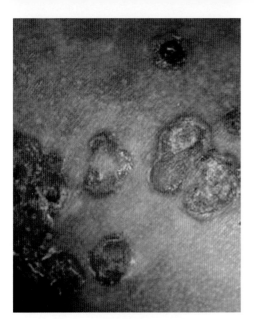

図2. 伝染性膿痂疹の臨床像

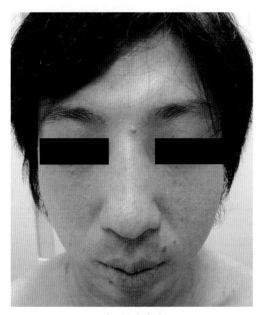

図3. アトピー性皮膚炎の red face

いうように，病態に応じていろいろ加減すること
がある[8]．

分泌物が多く，痒みの強い皮膚疾患には越婢加
朮湯も処方されることが多い．越婢加朮湯は麻
黄，甘草，石膏，生姜，蒼朮，大棗の生薬から構
成されている．麻黄，石膏が主薬であり麻黄は利
水作用，石膏は抗炎症作用があり，熱と湿の病態
に適応する清熱利水剤である．麻黄に甘草，蒼朮
が配合され利水作用がより強化され，大棗，生姜

表 2. 消風散・越婢加朮湯の作用

＜消風散＞
・石膏，知母，地黄，苦参は抗炎症作用
・荊芥，防風，牛蒡子，蝉退は去風作用
・蒼朮，木通は利潤作用
・当帰，地黄，胡麻は滋潤養血作用
＜越婢加朮湯＞
・石膏は抗炎症作用
・麻黄，甘草，蒼朮は利水作用
・大棗，生姜は健胃作用

は健胃作用がある[9)10)]（表2）．越婢加朮湯は夏場に
多い皮膚疾患の1つである異汗性湿疹にも使われ
る[9)]．

アトピー性皮膚炎

1. アトピー性皮膚炎とは

アトピー性皮膚炎は本邦での有症率が約5〜
8％と報告されており，日常診療で頻繁に遭遇す
る疾患である．アトピー性皮膚炎診療ガイドライ
ンに基づき，皮疹の重症度を評価してステロイド
外用薬，タクロリムス軟膏，保湿外用薬，内服療
法として抗ヒスタミン薬，シクロスポリンなどを
使用して治療が行われている[11)]．最近では治療抵
抗性で難治性の重症例には生物学的製剤である
デュピルマブ（抗 IL-4,13 抗体製剤）が使用できる
ようになった．

2. アトピー性皮膚炎の red face に対する漢
方治療

2018年アトピー性皮膚炎診療ガイドラインに
おいて，ステロイドやタクロリムスなどの抗炎症
外用薬や抗ヒスタミン薬内服，スキンケア，悪化
因子対策を十分に行ったうえで，効果が得られな
いアトピー性皮膚炎の患者に対して，漢方療法を
併用することを考慮してもよいと収載されてお
り，消風散，補中益気湯が記載されている[11)]．夏
場，大量の汗をかいたままにしておくと痒みが誘
起されアトピー性皮膚炎が悪化することがあ
る[12)]．特に顔が真っ赤になり湿潤し，熱を持った
状態になる場合がある（図3）．

黄連解毒湯は黄連，黄柏，黄芩，山梔子の生薬
から構成されている．この4つの生薬はすべて清
熱・湿熱を取る抗炎症作用があり，顔のほてりや
発赤が強い場合に使用する．のぼせ気味で比較的

表 3. 黄連解毒湯・白虎加人参湯の作用

＜黄連解毒湯＞
・黄連，黄柏，黄芩，山梔子は清熱・湿熱を取る抗炎症作用
・黄連，山梔子は不眠・イライラ・興奮状態を鎮静する作用
＜白虎加人参湯＞
・石膏，知母，粳米は清熱，抗炎症作用
・甘草，石膏，知母，粳米は乾燥を潤す作用

体力がある患者に有効である．顔のほてりや発赤が強い場合，鏡で自分の顔をみると皮疹が改善していないことに対してイライラし，興奮状態になることがある．黄連，山梔子には不眠・イライラ・興奮状態を鎮静する作用もある[13]（表3）．

白虎加人参湯は白虎湯（石膏，知母，甘草，粳米）に人参が加わったものである．石膏は強い寒性薬であり，配合される知母，粳米にも寒涼性があるので，全体としては熱を冷ます作用が強く，甘草，石膏，知母，粳米は潤性の生薬で乾燥を潤す作用がある[14]（表3）．顔面に鱗屑が強く乾燥しており，さらに顔全体に発赤が強く炎症を起こしているアトピー性皮膚炎の顔面紅斑には白虎加人参湯がよい適応である[15]．黄連解毒湯と並んで二大清熱剤であり，顔面の発赤やほてりが特にひどい場合は黄連解毒湯，白虎加人参湯を合方する場合もある[13]．

文　献

1) 藤本智子，横関博雄，片山一朗ほか：原発性局所多汗症診療ガイドライン 2015 年改訂版．日皮会誌，**125**：1379-1400，2015.

2) 上林淑人：小青竜湯が著効した多汗症の 1 例．漢方医学，**25**：169，2001.

3) 八木明男，島田博文，龍　興一ほか：多汗に対して四物湯が奏功した 2 例．漢方の臨床，**63**：555-561，2016.

4) 大嶋雄一郎，竹尾友宏，柳下武士ほか：防已黄耆湯と抑肝散内服が奏功した原発性手掌多汗症の 5 例．皮膚臨床，**60**：1993-1997，2018.

5) 橋本喜夫：第Ⅱ章 漢方製剤解説 防已黄耆湯．皮膚科ジェネラリスト漢方，メディカルユーコン，pp. 102-103，2017.

6) 加藤しおり，古江増隆：【皮膚科漢方処方ベストマッチ22】抑肝散（抗ストレス・抗興奮）．*MB Derma*，**211**：75-78，2013.

7) 田中麗子，和田康夫：過去 13 年間の当院における伝染性膿痂疹 333 例の統計学的検討．皮膚病診療，**41**：482-487，2019.

8) 小林裕美：【皮膚科漢方処方ベストマッチ22】消風散（抗炎症）．*MB Derma*，**211**：14-16，2013.

9) 橋本喜夫：第Ⅱ章 漢方製剤解説 越婢加朮湯．皮膚科ジェネラリスト漢方，メディカルユーコン，pp. 42-43，2017.

10) 柳原茂人：【皮膚科漢方処方ベストマッチ22】越婢加朮湯（抗炎症・余分な水を取る）．*MB Derma*，**211**：38-40，2013.

11) 加藤則人，大矢幸弘，池田政憲ほか：アトピー性皮膚炎診療ガイドライン 2018．日皮会誌，**128**：2431-2502，2018.

12) 室田浩之，木嶋晶子，松井佐起ほか：汗とアトピー性皮膚炎．臨免疫・アレルギー科，**59**：187-190，2013.

13) 山田秀和：【皮膚科漢方処方ベストマッチ22】黄連解毒湯（抗炎症）．*MB Derma*，**211**：7-10，2013.

14) 橋本喜夫：【皮膚科漢方処方ベストマッチ22】白虎加人参湯（抗炎症）．*MB Derma*，**211**：11-13，2013.

15) 古江増隆：アトピー性皮膚炎に対する白虎加人参湯の効果．皮膚科における漢方治療の現況，**10**：21-25，1999.

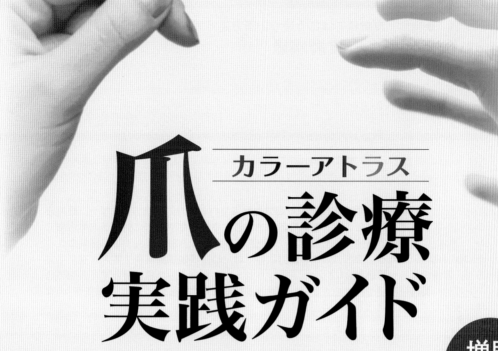

カラーアトラス

爪の診療 実践ガイド

安木良博・田村敦志/編　2016年10月発行　定価(本体価格7,200円＋税)

増刷御礼

爪の基礎的な特徴から、種々の爪疾患の治療法までまとめた実践書！

エキスパートが多数の臨床写真とともに各論形式で詳述。
爪診療に携わるすべての方にご一読いただきたい充実の内容となっております！

(株)全日本病院出版会

〒113-0033　東京都文京区本郷3-16-4
TEL：03-5689-5989　FAX：03-5689-8030
www.zenniti.com

MB Derma, 295：54-61, 2020.

◆特集／皮膚科ではこう使う！漢方処方ガイド

冬場に多い皮膚疾患

麻生悠子*　　寺木祐一**

Key words：凍瘡(pernio)，乾皮症(xerosis)，ほてり(hot flash)，当帰四逆加呉茱萸生姜湯(Tokishigyakukagoshuyushokyoto)，当帰飲子(Tokiinshi)，温清飲(Unseiin)，黄連解毒湯(Orengedokuto)

Abstract　冬場に多い皮膚疾患に対する漢方治療について代表的な漢方薬を挙げ，既報告例に自験症例を加え，まとめた．冬場の乾燥で増悪する乾皮症や湿疹に対する漢方治療では，『血虚』に対応する当帰飲子や温清飲，『腎虚』に対応する八味地黄丸や牛車腎気丸などがしばしば用いられる．凍瘡に対する漢方治療では，当帰四逆加呉茱萸生姜湯が有名であるが，凍瘡の炎症が強い場合には症状を悪化させることがある．冬場に悪化する顔面のほてりには，黄連解毒湯や白虎加人参湯，加味逍遙散などが用いられるが，『上熱下寒』の有無に留意して方剤を選択する必要がある．

はじめに

　冬場に多い皮膚疾患としては，乾燥が増悪因子となる乾皮症，湿疹(皮脂欠乏性湿疹，手湿疹，アトピー性皮膚炎など)や，気温の低下と日内気温較差によって生じる凍瘡が代表的である．また冬場には，室内外の気温差で誘発される顔面のほてりを訴える患者がしばしば漢方外来に受診する．本稿では，1．冬場の乾燥で悪化する乾皮症や湿疹，2．凍瘡，および3．冬場に悪化する顔面のほてりに対するそれぞれの漢方治療について，代表的な漢方薬を紹介し(表1)，各々の漢方薬の疾患に対する報告例に，自験症例を加えてまとめた．なお，今回は一般皮膚科外来でも使用しやすいエキス製剤の漢方薬についてのみ記載した．

* Yuko ASO，〒162-8666 東京都新宿区河田町8-1 南館1階　東京女子医科大学附属東洋医学研究所，助教
** Yuichi TERAKI，埼玉医科大学総合医療センター皮膚科，准教授

冬場の乾燥で悪化する乾皮症や湿疹に対する漢方治療

1．代表的な漢方薬

　漢方医学では『気，血，水』の三要素によって生体の恒常性が維持されるという考え方がある．『気』は生命活動を営むエネルギー，『血(けつ)』は血液(近代医学の血液と機能は異なる)，『水(すい)』は血液以外の体液に対応する概念である．皮膚の乾燥症状は，漢学医学的には『血虚』や『水の異常』ととらえる．『血虚』とは血が不足し衰えている状態をいう．皮膚の乾燥以外にも，顔色が悪い，爪がもろくなる，毛髪が抜けやすくなる，といった症状を呈するのが血虚である．

　血虚に対する漢方薬の代表として四物湯が挙げられる．四物湯は当帰，芍薬，川芎，地黄から構成され，末梢の血液循環を改善し，体を温める効果と皮膚を潤す効果があるとされる．なお，四物湯は著しく胃腸虚弱のある例では胃腸障害を起こす場合があるので注意が必要である．この四物湯を構成する4つの生薬が含まれる方剤として，当帰飲子や温清飲がある．

表 1. 冬場に多い皮膚疾患とその漢方薬

疾患名	代表的な方剤
乾皮症・乾燥性湿疹	四物湯, 当帰飲子, 温清飲, 温経湯 牛車腎気丸, 八味地黄丸, 六味丸
凍瘡	当帰四逆加呉茱萸生姜湯 桂枝茯苓丸, 当帰芍薬散, 温経湯 四物湯
顔面のほてり	黄連解毒湯, 三黄瀉心湯, 白虎加人参湯 女神散, 桂枝茯苓丸, 加味逍遙散, 当帰芍薬散, 桃核承気湯 苓桂朮甘湯

当帰飲子は慢性湿疹で, 滲出液が少なく瘙痒を主訴とし, 皮膚局所の炎症が少なく, 皮膚は膨隆せず, 体質的に皮膚粘膜の乾燥萎縮傾向があること, 虚弱で冷え症ということなどが使用目標となる[1].

温清飲は黄連解毒湯(黄連, 黄芩, 黄柏, 山梔子)と四物湯との合方であり, 黄連解毒湯の清熱, 抗炎症作用と四物湯の温め, 皮膚を潤す作用を併せ持つ方剤である. 慢性の湿疹で乾燥して滲出液がなく, いくらか赤みを帯びて熱感があり, 搔破により鱗屑が生じ, 出血痕を残すような症例に用いられ[1], また手湿疹に対してもしばしば使用される. 体質的には当帰飲子に比し虚弱でないような患者に用いる.

また, 四物湯から地黄を抜いて, 麦門冬, 阿膠などの滋潤作用をもつ生薬を加えた温経湯も, 温清飲よりは炎症所見の少ない乾燥性湿疹や手湿疹に用いられる.

一方で, 乾燥症状を『水の異常』(水分代謝・体液分泌分布の異常)ととらえる考え方がある. 乾燥症状を呈する『水の異常』は, 漢方医学でいう『五臓』(肝, 心, 脾, 肺, 腎)のうち『腎』の異常とも関連が強いとされる. 乾皮症にしばしば用いられる六味丸, 八味地黄丸, 牛車腎気丸は『腎虚』に対応する方剤である. 『腎』とは近代医学の腎臓とは異なり, 人体構成, 生命活動の基礎物質を貯蔵する働きをするものであり, 皮膚の乾燥以外に, 腰痛, 下肢痛, 下肢の浮腫, 夜間頻尿, 性機能障害などの老化に伴う症状, あるいは成長障害を呈するのが『腎虚』である. 六味丸に散寒, 鎮痛作用のある桂枝と附子を加えたのが八味地黄丸, 八味地黄丸

に利水作用のある車前子と駆瘀血作用のある牛膝を加えたのが牛車腎気丸である.

2. 臨床報告例

a) 四物湯

高田らは[2]アトピー性皮膚炎, アトピー性皮膚炎を伴う無汗症患者17例と正常人2例に対し, 四物湯を14日間投与して, 水負荷試験により, 前腕, 肩での水分保持能の変化を調べた(うち2例が前腕, 肩のいずれかのみを測定). 四物湯投与後, 前腕では14/18例, 肩では11/18例が臨床所見と自覚症状が改善し, 改善を認めた例では, 水分保持能が有意に上昇した.

b) 当帰飲子

大熊らは[3]老人性皮膚瘙痒症(乾皮症2例, 冬期湿疹2例, 老人下腿湿疹1例を含む)50例に対し, 当帰飲子を投与して有効率は72%であった.

飯田らは[4]老人性乾皮症に伴う老人性皮膚瘙痒症の25例を当帰飲子内服による治療群, 甘草抽出エキス配合入浴剤による治療群, 両者併用治療群, 未治療群に分け, 比較検討した. いずれの治療群も, 3〜4週間後に水分保持機能の改善を認め, 未治療群との間に有意差を認めたが, 効果のあった13例中, 瘙痒が少なくなった症例は6例であった.

田中は[5]炎症所見に乏しく, 乾燥および軽度の紅斑, 鱗屑を主体とするアトピー性皮膚炎患者20例に対し, 当帰飲子を投与し, 自覚症状をアンケートで調査した. 1週後より痒み, 乾燥などの項目で有意な改善がみられ, 全般改善度は, やや軽快以上が1週間後に80%, 3週間後に75%であった.

c）温清飲

小林らは[6]標準治療のみでは難治な中等度以上のアトピー性皮膚炎に対し，8例に温清飲，7例に四物湯を4週間投与した．痒み，乾燥，睡眠障害の自覚症状とSCORADスコアが，温清飲を投与した群では有意な改善を認めたが，四物湯を投与した群では有意な改善を認めなかった．

d）牛車腎気丸

五大学共同研究班は[7]55歳以上の皮膚瘙痒症患者で虚証型の54例のうち，25例に牛車腎気丸を，29例にタベジール®錠を投与し，瘙痒，鱗屑，皮膚の掻破痕，魚鱗癬様皮膚の程度について評価した．6週間後の判定で改善以上は牛車腎気丸投与群で72.0％，タベジール®錠投与群で55.2％であった．

橋本は[8]60歳以上の皮膚瘙痒症患者29例，乾燥性皮膚炎患者32例のうち，42例に抗ヒスタミン剤と牛車腎気丸の併用，19例に牛車腎気丸を単独投与した．8週間後に瘙痒，鱗屑，皮膚の乾燥，掻破痕，魚鱗癬様皮膚の程度を評価し，軽度改善以上は併用群で73.9％，牛車腎気丸単独投与群で79.0％であり，ほぼ同等の有効性であった．

3．自験例〜冬場の乾燥で悪化する手湿疹に温清飲が有効であった一例〜

＜症 例＞42歳，女性

現病歴：幼少期にアトピー性皮膚炎があったが症状は軽く，10〜20歳代は手荒れ以外の皮膚症状はなかった．22歳ごろから両手掌に小水疱の出現消退を繰り返すようになった．27歳ごろから体幹に皮疹が出現した．冬場には手掌の小水疱はできにくくなるが，乾燥で体と手の痒みが強くなる．

現　症：両手掌と手指腹部，手指背部に鱗屑とびらん．前胸部，背部に掻破痕あり．

自覚症状：頭痛，めまい，肩の痛み，背中，首のこり，後鼻漏，胃もたれ，便秘，足冷え．

脈　候：浮沈中間，虚実中間．

舌　候：淡紅色，苔なし，舌下静脈怒張軽度あり．

腹　候：腹力3/5，心下痞鞕あり．

検査所見：IgE：1,100 IU/mL，TARC：502 pg/mL．

治療と経過：夏季の異汗性湿疹に対してマイザー®軟膏外用と，ツムラ消風散®5 g/日を使用した．症状は比較的落ち着いていたが，冬季に皮膚の乾燥が強くなり，前胸部に紅斑と掻破痕が多発し，手掌と手指にびらんと痂皮が目立つようになった．消風散をツムラ温清飲®5 g/日に変更したところ，1か月後には乾燥と痒みが落ち着いてきたと自覚し，前胸部の皮疹は色素沈着化して，手掌と手指の皮疹は消退した．2か月後の診察時にも手の皮疹は認めず，患者自身が温清飲が手の湿疹に効いていると実感した．また，温清飲開始後，後鼻漏の症状も軽くなった．

＜考　察＞

二宮は[9]汗疱状湿疹には五苓散，防已黄耆湯，四逆散などが有効で，水疱消退後の乾燥と亀裂には温清飲が有効であると述べている．また，本症例のように異汗性湿疹に季節性がある場合には，水疱形成が目立ち，痒みの強い夏季に消風散を，乾燥が目立ち，かつ炎症や痒みもある冬季には温清飲を使用して効果が出る場合がある．このように，同一症例においても，皮膚の状態や季節に応じて処方を変更するのが皮膚科漢方治療の特徴である．

凍瘡に対する漢方治療

1．代表的な漢方薬

凍瘡に対する代表的な漢方薬としてまず，当帰四逆加呉茱萸生姜湯が挙げられる．

この方剤の原典である後漢時代の『傷寒論』には，「手足厥寒，脈細にして絶せんと欲する者は，当帰四逆湯之を主る…，若しその人，内に久寒ある者は，当帰四逆加呉茱萸生姜湯に宜し．」と記されている．体表を温める作用のある当帰，桂枝，細辛，腹部内臓を温めて腹痛・嘔吐を改善する作用のある呉茱萸，生姜，鎮痛，鎮痙作用のある芍薬，甘草，利水により浮腫を除く作用のある木通，健胃作用のある大棗の9味の生薬で構成され[10]，手足

の冷えのほか，冷えによる腹痛や嘔気を伴う頭痛に頻用される方剤である．

凍瘡に対する漢方薬として，当帰四逆加呉茱萸生姜湯以外には桂枝茯苓丸も用いられる．桂枝茯苓丸は桂枝，芍薬，桃仁，牡丹皮，茯苓から構成され，桃仁，牡丹皮による駆瘀血（末梢循環改善）作用を持つ方剤である．その他に当帰芍薬散，温経湯，四物湯なども使用される．また，山本巖は『東医雑録』で，「凍瘡の治療方針の原則は，経絡に客する寒邪を，温経により散寒し，絡を通じ，瘀滞する血を活血散瘀して痺を治す．」と記しており，活血祛瘀凍瘡湯を創方した．構成生薬は桂枝，桃仁，茯苓，赤芍薬，牡丹皮，紅花，牛膝，莪朮，三稜，当帰，細辛，生姜，大棗，甘草，白朮，白芥子であり，当帰四逆加呉茱萸生姜湯，桂枝茯苓丸と共通する生薬が多く含まれている．

2．臨床報告例

関口は[11]凍瘡患者20例に当帰四逆加呉茱萸生姜湯を投与して，自覚症状と他覚症状の全般改善度を調査し，有効以上が90％（著効7例，有効11例，やや有効2例）であった．

森は[12]毎年凍瘡を発症する社会福祉施設内の小児と高等養護学校の生徒に対し，当帰四逆加呉茱萸生姜湯投与群，ユベラ®錠投与群，および対照群に分け，11月中旬より予防的投与をした．有効率は当帰四逆加呉茱萸生姜湯投与群は94％（16/17例），ユベラ®錠投与群は54％（13/24例），対照群は20％（4/20例）であった．

原は[13]従来の治療薬のみでは冷感を訴える患者16例に当帰四逆加呉茱萸生姜湯を6週間使用し，投与2週目から冷感と疼痛症状に有意な改善が認められた．

一方，三田は[14]凍瘡の冷えに注目して，散寒作用のある当帰四逆加呉茱萸生姜湯や温経湯を中心に，修治附子を加えるか，附子が含まれた方剤を処方してきたが，効果が思わしくない症例も多々認められた，と述べている．散寒に加え，駆瘀血，利水止痛，生肌作用を期待して温経湯と芎帰調血飲を併用し，有効であった3症例を報告した．

3．自験例～当帰四逆加呉茱萸生姜湯で炎症が悪化し，桂枝茯苓丸が有効と思えた凍瘡の一例～

＜症　例＞65歳，女性

既往歴：橋本病

現病歴：20年前から11～3月に足趾に凍瘡が生じるようになり，4年前から手指にも認めるようになった．X年11月下旬に当科を受診．

現　症：手指，足趾の冷感著明．右示指，小指，両環指は暗赤色調で腫脹している（図1-a）．足趾は皮膚の変化なし．

自覚症状：疲れやすい，腹の冷え，夜間頻尿，食べすぎると胃腸の調子が悪くなる．

脈　候：沈，虚．

舌　候：淡紅色，薄い白苔，舌下静脈怒張あり．

腹　候：腹力2/5，臍動悸あり，小腹不仁，小腹拘急あり．

検査所見：抗核抗体40倍．

治療と経過：ツムラ当帰四逆加呉茱萸生姜湯®5g/日を内服後3日で手指の痛みが出現し，5日後に手指が腫脹した．2，3日中止後，自己判断で2.5g/日に減量したが，手足が強くほてってこわばり，入浴が困難になった．内服中止後，2，3日で腫れは改善傾向を認め，入浴できるようになった．2週間後の再診時（図1-b），マイザー®軟膏とユベラ®軟膏の混合を処方し，また疲れやすさ，夜間頻尿と腹候より腎虚を考え，漢方薬は当帰四逆加呉茱萸生姜湯からウチダの八味丸M®20丸/日に変更した．2週間後，ステロイド外用により改善傾向はあるものの，症状は遷延した（図1-c）．駆瘀血作用を期待してツムラ桂枝茯苓丸®5g/日を加えたところ，3週間後に発赤と腫脹は大分改善した（図1-d）．以降，1～3月まで例年に比し凍瘡の症状が軽かった．

＜考　察＞

自験例では，温める作用の強い当帰四逆加呉茱萸生姜湯が凍瘡の炎症を悪化させたと考えた．炎症に対してステロイド外用薬を，駆瘀血作用を期待して桂枝茯苓丸を使用して効果があった．筆者

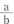

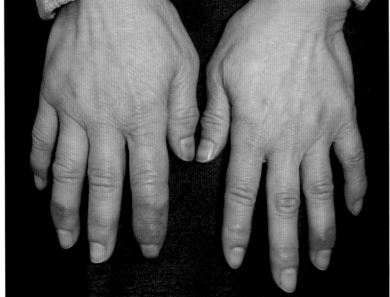

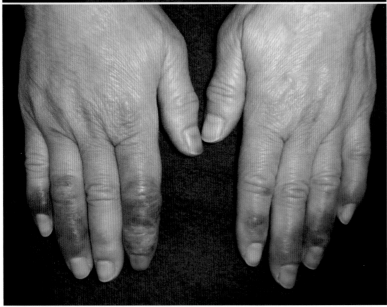

図 1-a, b.
　a：初診時. 右示指, 小指, 両
　　環指に暗赤色調の紅斑と腫
　　脹を認める.
　b：当帰四逆加呉茱萸生姜湯
　　を投与するが, 手指の発赤,
　　腫脹が悪化したため中止.

はもう1例, 当帰四逆加呉茱萸生姜湯内服後4, 5日で手指が腫脹した38歳女性の症例を経験した. この患者は内服により体全体と足が温まり, 気持ちも落ち着いたため, 患者自身の判断で内服を継続したところ, 10日後に手の腫れは治まった. しかし, その後も入浴後に症状が悪化し「温まると手がパンパンに張って痒い」と訴えた.

　当帰四逆加呉茱萸生姜湯を凍瘡に使用する際は, 前述の森の報告のように, まず予防的内服を試み, 凍瘡出現後は, 入浴で冷感が改善し症状が和らぐような例に対して使用し, 入浴で炎症が悪化するような例には控えるべきではないかと考えた. 漢方治療では, 西洋薬のように病名のみに注目して漢方薬を用いると, 効果が得られないばかりか, 病態を悪化させたり副作用が生じる場合がある.

冬場に悪化する
顔面のほてりに対する漢方治療

1. 代表的な漢方薬

　冬場に暖かい場所に行くと誘発される顔面のほてりの例では『上熱下寒』(上半身が熱く下半身が

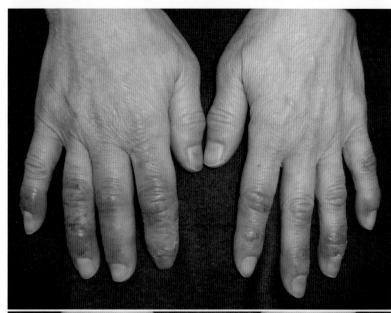

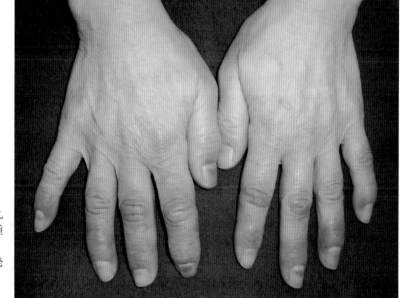

図 1-c, d.
　c：ステロイド外用と八味丸
　　を開始したところ，発赤，腫
　　脹は遷延.
　d：桂枝茯苓丸を追加後，発
　　赤，腫脹は軽快.

冷えていること）を認める場合が多い印象がある．更年期障害や瘀血の徴候があり，上熱下寒がある例で，のぼせの症状が強く，動悸，めまい，不眠，便秘などがあれば女神散を，のぼせは強くないが，肩こり，頭痛，めまい，不安感などのある例には加味逍遙散を用いる[15]．その他に桂枝茯苓丸や当帰芍薬散，また，便秘があり精神症状を伴う場合は桃核承気湯も検討する．冷えがなく，暑がりで顔面が潮紅し，比較的体力があって気分がイライラするような例には黄連解毒湯を，さらに便秘傾向のある例には，大黄が含まれる三黄瀉心湯

を用いる．のどが乾き，水分を多く摂りたがる例には白虎加人参湯を用いる．緊張で誘発されるような発作性ののぼせ（気逆）があり，めまいや胃部振水音（水毒），動悸があるような例には苓桂朮甘湯を用いる．

2．臨床報告例

　ここでは疾患にかかわらず，顔面のほてりに関する臨床報告を示す．

a）白虎加人参湯

　井垣らの報告では[16]アトピー性皮膚炎18例中10例で白虎加人参湯内服90分後に，顔面皮膚温

が 0.5℃以上低下した.

夏秋の報告では[17]アトピー性皮膚炎で顔面のほてりを強く自覚する6例に白虎加人参湯を投与し,投与1週間後から顔のほてりスコアの低下傾向が認められ,2週間後には有意な低下が認められた.

b）加味逍遙散

樋口らの報告では[18]更年期障害が主訴の閉経後女性を加味逍遙散群29例,ホルモン補充療法（HRT）群24例,併用群29例に分け,8週間の治療期間で更年期の各症状の変化を評価した.「頭や上半身がほてる」については,加味逍遙散単独群でも改善傾向は認められたが,HRT群が有意に高い改善率を示した.

c）黄連解毒湯

荒川らは[19]二重盲検比較試験を施行し,高血圧患者に黄連解毒湯を8週間投与した.黄連解毒湯群103例,プラセボ群101例のうち,黄連解毒湯群で高血圧の随伴症状である「のぼせ」と「顔面紅潮」に有意な改善を認めた.

d）当帰四逆加呉茱萸生姜湯

松田は[20]手足の冷えがあり,冬場の暖かい場所や,緊張で誘発される顔面のほてりを訴えた26歳男性に対して,黄連解毒湯は無効で,当帰四逆加呉茱萸生姜湯が顔面のほてり,足の冷えとしもやけに有効であったと報告した.

3．自験例～第1度酒皶の冬場の強いほてりが黄連解毒湯で悪化した一例～

＜症 例＞63歳,女性

既往歴：耳鳴,自律神経失調症（セパゾン®1T/日,クエチアピン®1T/日内服中）

現病歴：X-1年3月に両頬が赤くなり,暖房にあたるとヒリヒリするようになった.

近医皮膚科で化粧品のパッチテストを施行し異常なし.ミノマイシン®内服,キンダベート®軟膏やプロトピック®軟膏を外用し,悪化時はセレスタミン®を頓服した.夏～秋には症状が落ち着いたが,12月に症状が再燃しX年2月に当科を受診した.

現 症：顔面全体が潮紅.特に両頬部の赤みが強く,熱感あり.丘疹や膿疱はなし.

自覚症状：のぼせ,目の疲れ,かすみ,乾燥,耳鳴,口渇,鼻の奥の乾燥,腰,足の冷え（靴下2枚着用）,夜間頻尿,便秘気味,疲れ,体が重い.

脈 候：沈,虚実中間.

舌 候：淡紅色,薄い白苔,舌下静脈怒張あり.

腹 候：腹力3/5,心下振水音あり.

検査所見：T-cho：268 mg/dL,LDL-cho：169 mg/dL,TG：357 mg/dL.

治療と経過：第1度酒皶と診断し,セレスタミン®を中止してメトロニダゾール軟膏を開始した.舌下静脈怒張があり（瘀血の所見）,上熱下寒を認めたことからツムラ加味逍遙散®5 g/日を処方した.2週後の再診時,顔面の潮紅はやや改善し,毎日排便があるようになった.精神不安,夜間頻尿と疲れに対し,ツムラ清心蓮子飲®5 g/日を追加した.

さらに2週後,夜間頻尿は改善傾向だが,3月に入ってから顔がやけどのようにヒリヒリすると訴えた.上熱下寒はあるものの,顔面の熱感が強く,イライラの症状が目立ったため,加味逍遙散をツムラ黄連解毒湯®5 g/日に変更した.1週間後受診時に,黄連解毒湯内服後3日目に顔がひどく腫脹して紫色になり,足は痛いほどに冷えたと訴えた.

＜考 察＞

清熱作用の強い黄連解毒湯で足の冷えと顔のほてりが増悪してしまった症例である.前述の松田の報告のように,足の冷えが強い例は足を温めることによって顔のほてりが和らぐ場合がある.本症例には当帰四逆加呉茱萸生姜湯を試みればよかった可能性もある.更年期障害による顔のほてりに関しては婦人科を受診することも多いが,皮膚科でも酒皶やアトピー性皮膚炎による顔のほてりを訴える例は少なからずいる.顔面のほてりに対し,漢方治療を試みる場合は,上熱下寒の有無に十分留意して治療しなければならないと再認識した症例だった.

おわりに

　最後に漢方薬の副作用について少し述べたい.
漢方薬の副作用として, 小柴胡湯による間質性肺
炎や, 甘草による偽アルドステロン症は広く知ら
れているが, 黄芩による肝機能障害にも注意が必
要である. 本稿に挙げた漢方薬の中にも黄芩が含
まれるものがいくつかある. 萬谷は[21]黄芩を含む
漢方薬で肝機能障害が起こる確率は1%程度であ
り, 服用開始後1, 2か月で起こる例が多いため,
通常服用から1か月程度で最初の血液検査を行
い, その1, 2か月後に2回目の採血が行われるの
が望ましいと述べている. さらに, 過去の服用で
感作されている可能性のある例では, より早期に
1回目の検査を行うように勧めている. また最近
では, 山梔子が含まれる漢方薬の長期投与が関連
すると思われる腸間膜静脈硬化症についても注意
喚起がなされている[22]. 漢方薬を使用する際に
は, その方剤を構成している生薬を確認し, 副作
用に注意することも必要である.

文　献

1) 稲木一元(著):臨床医のための漢方薬概論, 南山
　堂, pp. 497-503, 2014.
2) 高田任康, 永井　寛, 大熊一朝ほか:地黄を主成
　分とする漢方製剤—四物湯—の乾燥性皮膚疾患
　に対する皮膚保湿能への影響. 皮膚, 29：774-
　782, 1987.
3) 大熊守也, 鈴木雅裕, 桑折光義ほか:当帰飲子(ツ
　ムラ)の瘙痒症に対する臨床効果. 皮膚, 27：1107-
　1113, 1985.
4) 飯田利博, 西山千秋, 鈴木啓之:老人性皮膚瘙痒
　症に対する当帰飲子の内服と甘草抽出エキス配
　合入浴剤の併用効果. 日東洋医誌, 47：35-41,
　1996.
5) 田中伸明:アトピー性皮膚炎に対する当帰飲子の
　有用性. 応用薬理, 73：209-216, 2007.
6) 小林裕美, 柳原茂人, 田宮久詩ほか:アトピー性
　皮膚炎患者の自覚症状に対する漢方薬の併用効

果—温清飲と四物湯の比較試験—. 西日皮, 78：
171-176, 2016.
7) 五大学共同研究班:老人性皮膚瘙痒症に対するTJ-
　15, TJ107の使用経験. 西日皮, 53：1234-1241,
　1991.
8) 橋本喜夫:皮膚科における牛車腎気丸の応用. 漢
　方と最新治療, 7：333-337, 1999.
9) 二宮文乃(著):皮膚疾患漢方治療マニュアル, 現
　代出版プランニング, pp. 20-27, 1998.
10) 高橋邦明:日常診療で使える漢方(実践編). 小児
　科診療, 81：219-221, 2018.
11) 関口直男:凍瘡に対する当帰四逆加呉茱萸生姜湯
　の使用経験—サーモグラフィによる追跡. 漢方診
　療, 6：54-60, 1987.
12) 森　志郎:しもやけに対する当帰四逆加呉茱萸生
　姜湯の使用経験. 漢方診療, 3：46-51, 1984.
13) 原　徹:凍瘡による冷感に対する当帰四逆加呉茱
　萸生姜湯の効果. 医学と薬学, 69：125-130, 2013.
14) 三田哲郎:凍瘡の漢方エキス剤治療について. 日
　東医誌, 62：241-276, 2011.
15) 大塚敬節(著):症候による漢方治療の実際, 第5版,
　南山堂, pp. 110-112, 2000.
16) 井垣　歩, 夏秋　優, 井上佳代子ほか:成人型ア
　トピー性皮膚炎患者における漢方薬の清熱効果
　について—サーモグラフィによる評価. *BIOME-
　DICAL THERMOLOGY*, 21：131-133, 2001.
17) 夏秋　優:白虎加人参湯のアトピー性皮膚炎患者
　に対する臨床効果の検討. 日東医誌, 59：483-
　489, 2008.
18) 樋口　毅, 飯野香理, 柞木田礼子ほか:更年期障
　害の諸症状に対する加味逍遙散, ホルモン補充療
　法の効果比較—無作為割付研究の結果より—. 日
　女性医会誌, 20：305-312, 2012.
19) 荒川規矩男, 猿田享男, 阿部圭志ほか:ツムラ黄
　連解毒湯の高血圧症随伴症状に対する二重盲検
　比較試験. 臨床と研究, 80：154-172, 2003.
20) 松田邦夫(著):症例による漢方治療の実際. 創元
　社, pp. 441-442, 1992.
21) 萬谷直樹:漢方薬による肝障害—その診断, 頻
　度, 臨床像について—. 日東医誌, 66：342-351,
　2015.
22) Shimizu S, Kobayashi T, Tomioka H, et al:
　Involvement of herbal medicine as a cause of
　mesenteric phlebosclerosis:results from a large-
　scale nationwide survey. *J Gastroenterol*, 52：
　308-314, 2017.

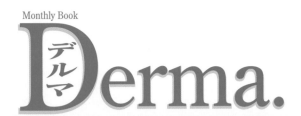

Monthly Book

Derma.

好 評

No.288

実践！
皮膚外科小手術・
皮弁術アトラス

2019 年 10 月増大号
編集企画：田村　敦志（伊勢崎市民病院主任診療部長）
定価（本体価格 4,800 円＋税）　B5 判　182 ページ

皮膚外科のエキスパートが注意点とコツを余すことなく解説！
部位ごとの注意点、疾患の病態、患者の希望を加味した治療を行うための要点をまとめ、デザインや手術手技のコツ、合併症を避けるための工夫などを、皮膚外科のエキスパートがわかりやすく解説。基礎から応用までビジュアルで学べる、皮膚外科を行うすべての医師にご覧いただきたい一書です。

▶CONTENTS

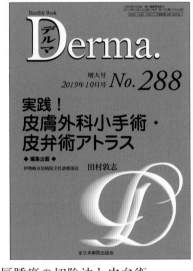

- ・手術用手袋の選択と術野の消毒
- ・皮膚小手術の基本手技
　（局所麻酔，皮膚切開，縫合）
- ・切開の方向をどう選ぶか
- ・膿瘍，炎症性粉瘤に対する切開術
- ・顔面小腫瘍に対する皮膚外科治療
- ・掌蹠の小腫瘍の切除法
- ・被髪頭部の小腫瘍の切除法
- ・難治性疣贅に対するいぼ剥ぎ法の効果と実際
- ・爪疾患の小手術
- ・多発性腫瘍の扱い方
- ・臨床的にケラトアカントーマを疑う病変に対する
　実際の対処法
- ・病変の大きさによる切除法・再建術の選択
　—頭頸部を中心に—
- ・顔面の小手術でよく使う皮弁
- ・眼瞼腫瘍の切除法と皮弁術
- ・外鼻の腫瘍の切除法と皮弁術
　—植皮術との対比を含めて—
- ・口唇腫瘍の切除法と皮弁術
- ・耳介腫瘍の切除法と皮弁術
- ・前額部・側頭部皮膚腫瘍の切除と皮弁術
- ・Z-plasty，W-plasty の意義とその使い方
- ・見てわかる多彩な皮弁術の術前・術後

（株）全日本病院出版会　www.zenniti.com

〒 113-0033　東京都文京区本郷 3-16-4　　電話（03）5689-5989　　FAX（03）5689-8030

MB Derma, 295：63-68, 2020.

◆特集／皮膚科ではこう使う！漢方処方ガイド

帯状疱疹，再発性単純性疱疹・反復性の蜂窩織炎への皮膚科標準治療を補う漢方治療

三田哲郎*

Key words：帯状疱疹(herpes zoster)，帯状疱疹後神経痛(post herpetic neuralgia)，越婢加朮湯(Eppikajutsuto)，十全大補湯(Juzentaihoto)，感染免疫の賦活効果(activation effect of infectious immunity)，十全大補湯合補中益気湯(Juzentaihoto plus Hochuekkito)

Abstract 帯状疱疹の漢方治療は，1. 急性期の水疱・炎症，2. 亜急性期から慢性期の瘢痕・潰瘍，3. 帯状疱疹後神経痛(PHN)の疼痛，の3つに分けて行う．急性期の水疱・炎症，特に汎発性帯状疱疹には越婢加朮湯を用いる．亜急性期から慢性期の瘢痕・潰瘍には十全大補湯を用いる．PHN は，サーモグラフィーによる検討の結果，熱証である場合は清熱剤と活血化瘀剤が，寒証の場合，桂枝加朮附湯の効果が期待できる．虚実証で分類して清熱剤と活血化瘀剤，桂枝加朮附湯，麻黄附子細辛湯を用いることもできる．再発性の単純性疱疹や蜂窩織炎は，感染免疫の賦活効果のある十全大補湯合補中益気湯を用いることで再発の繰り返しから脱出することが期待できると思われる．

帯状疱疹の漢方治療

　帯状疱疹に漢方治療を用いることで，皮膚科標準治療を補う効果を期待することができる．

　帯状疱疹の漢方治療を，1. 急性期の水疱・炎症対策，2. 亜急性期から慢性期の瘢痕・潰瘍対策，3. 帯状疱疹後神経痛(PHN)の疼痛対策と3つに分けて解説する．

　従来の漢方治療の報告は急性期の帯状疱疹とPHN を一緒にして論じている場合も少なくない．

　帯状疱疹によって生じる疼痛も，急性期から亜急性期の急性期帯状疱疹痛と PHN の2種類がある．PHN の定義は，帯状疱疹発症後1か月以上疼痛の持続するものとする[1]ことが多いが，3か月以上，6か月以上とする報告もある．急性期帯状疱疹痛は炎症性の疼痛とされており，炎症性の微小循環障害に伴う刺激も関与するものと考えられる．

　PHN は神経線維の損傷による疼痛とされ，帯状疱疹発症時の年齢と部位がその発症に関連する．60歳以上で発症した一部の症例，および三叉神経領域，腕神経叢領域に帯状疱疹が生じた症例の一部は PHN に移行する場合がある．

1. 急性期の帯状疱疹の水疱・炎症対策：越婢加朮湯(28)

　急性期の帯状疱疹の皮膚科標準的治療は，軽症例や若年者の場合は非ステロイド性消炎鎮痛剤(NSAIDs)の軟膏療法のみで抗ウイルス剤の全身投与を必要としない症例もあるが，一定以上の重症度の場合や，60歳以上の症例には発症後間もない時期(5日以内)に，アシクロビル，バラシクロビル，ファムシクロビル，アメナメビルといった抗ウイルス剤の全身投与とNSAIDsの軟膏療法の併用が一般的である．

　急性期の帯状疱疹に漢方薬の適用を考慮する場合，汎発性の帯状疱疹，および汎発性でなくても皮疹の炎症症状が重症な場合で水疱形成の顕著な症例を治療対象とし，皮膚科標準的治療に漢方治療を併用する．疼痛や自覚症状は参考所見とす

* Tetsuo SANDA, 〒470-1148 豊明市阿野町滑1-1 三田皮フ科クリニック，院長

る．すなわち皮疹の状態（炎症や水疱）を漢方治療適応の指標（証）と見立てて方剤を選択する．第一選択は越婢加朮湯である．

越婢加朮湯(28)：汎発性帯状疱疹や水疱の顕著な症例に用いる．

処方構成：石膏8g，麻黄6g，蒼朮4g，大棗3g，甘草2g，生姜1g

石膏＋麻黄で，炎症部位の毛細血管からの浸出の抑制および毛細血管の拡張を抑制する作用がある．この作用を利用して日光皮膚炎や熱傷で生じる皮膚の炎症性滲出・水疱や蕁麻疹の膨疹，急性期帯状疱疹の皮疹に生じる水疱に応用する．蒼朮は水毒を改善し鎮痛作用がある．石膏＋麻黄の薬効を蒼朮で効果的に増強する処方構成といえる．大棗＋甘草＋生姜で脾胃（胃腸）の保護と温める作用があり，石膏＋麻黄といった強力な生薬の副作用防止に働いているものと思われる．

漢方エキス剤のうち，石膏＋麻黄が配合されている処方は越婢加朮湯以外に麻杏甘石湯(55)，五虎湯(95)，防風通聖散(62)がある．麻杏甘石湯，五虎湯は喘息に用いられる処方で，石膏＋麻黄に止咳・去痰の杏仁が配合されている．越婢加朮湯(28)が手持ちになければ，麻杏甘石湯，五虎湯で毛細血管からの浸出の抑制，毛細血管の拡張を抑制する作用について代用可能である．防風通聖散における石膏＋麻黄の構成比率は低いため，代用には向かない．

急性期帯状疱疹の自発痛には，鋭痛（刺走痛），鈍痛，灼熱痛の3つがあるが，越婢加朮湯の使用については疼痛の種類や程度によらず，汎発性の帯状疱疹や水疱の形状が大きく，数や面積の程度が重度な症例が適応と考えてよい．

麻黄からはエフェドリンが抽出されるため，心拍数増加，血圧上昇の副作用を考慮し，心疾患者への投与は慎重である必要がある．

急性期の帯状疱疹の皮疹を水毒熱型と考えて，利水剤と清熱剤による漢方治療が報告されている．前者は五苓散(17)[2]，越婢加朮湯(28)[3]，柴苓湯(114)[4]，後者は黄連解毒湯(15)[5]．

急性期の帯状疱疹の疼痛（急性期帯状疱疹痛）に対しては，NSAIDs の投与が一般的で，しかも速効性が期待できる．しかし高齢者の場合，NSAIDs によって帯状疱疹局所の熱を過度に除去することはよいことばかりではないことに加えて，抗ウイルス剤と NSAIDs を併用する場合は，特に腎機能への影響について考慮しなくてはならない．急性期の帯状疱疹の疼痛に対する漢方薬としては，NSAIDs のように冷やさず，温めて疼痛を散らす附子の配合された桂枝加朮附湯(18)，真武湯(30)が挙げられる．疼痛により不眠傾向の訴えのある症例には，抑肝散加陳皮半夏(83)を，運動麻痺を合併した場合には，ストレスを和らげて，筋肉の緊張を緩める芍薬甘草湯(68)を選択する．

2．亜急性期から慢性期帯状疱疹の瘢痕・潰瘍対策：十全大補湯(48)

帯状疱疹治療開始時（急性期）は紅斑，水疱が皮疹の中心となる．抗ウイルス剤を全身投与して，1週間後には紅斑と水疱が軽減し，膿疱化してくる．症例によっては痂皮や瘢痕，潰瘍を併発することがあり，この時期を亜急性期と考える．瘢痕，潰瘍に対して漢方薬を用いることで跡が残さないように治癒させたり，PHN への移行を減らすことが期待される．その意味で亜急性期の帯状疱疹には十全大補湯を用いる．

十全大補湯(48)：帯状疱疹の瘢痕・潰瘍の治療，PHN の予防に用いる．瘢痕や潰瘍に対して，黄耆，当帰の正常肉芽の増生促進作用を利用する．さらに，帯状疱疹の重症例や PHN への移行が危惧される症例に，抗ウイルス免疫機能の調節効果を期待して使用する．帯状疱疹は，抗ウイルス抑制免疫機能が何らかの理由で低下して，水痘ウイルスの再活性化を引き起こすことにより発症すると考えられる．流行性感染症である水痘は冬期に流行するのに対して，帯状疱疹は，5〜10月にかけて多い傾向があり，季節的要因が抗ウイルス抑制免疫に関与する可能性が示唆される．

3．帯状疱疹後神経痛(PHN)の疼痛対策：

＜実　証＞白虎加人参湯(34)合桂枝茯苓丸
　　(25)，黄連解毒湯(15)合桂枝茯苓丸(25)，桂
　　枝加朮附湯(18)
＜中間証および虚証＞桂枝加朮附湯(18)，麻黄
　　附子細辛湯(127)

PHN に対して NSAIDs の効果が不十分である場合が多いが，プレガバリン，ミロガバリンベシル酸塩など末梢神経障害性疼痛治療剤の選択肢が増えてきたことで，限定的ながら治療の幅が増えてきた．

PHN に対して漢方治療を行う場合の方法論について述べる．PHN の皮疹部位のサーモグラフィーを撮影することで，熱証，寒証を判別して漢方治療の判断材料とした筆者の報告[6]を紹介する．PHN の定義は帯状疱疹発症後1か月以上疼痛の持続する症例とした．帯状疱疹の罹患部位が通常は片側性であることを活用して，漢方治療前にサーモグラフィーを撮影して，PHN の皮疹部が健側に比べて高温域(hot thermo area)の場合，健側と変わらない(normal thermo area)場合，健側と比べて低温域(cool thermo area)の場合に3分別する．そのうえで，漢方エキス剤を1包服用して1時間後のサーモグラフィーを撮影すると同時に自覚症状の変化を観察した．

その結果，肉眼的に皮疹を観察しても，とらえることのできなかった皮膚温変化を，サーモグラフィーで検出することができた．さらに，PHN の皮疹部が hot thermo area の場合は熱証を改善する清熱剤と皮膚のうっ血，すなわち瘀血を改善する活血化瘀剤の合方である白虎加人参湯合桂枝茯苓丸，あるいは黄連解毒湯合桂枝茯苓丸のエキス製剤を1包ずつ1回投与することで，自覚症状(疼痛，しびれ感)が軽減した．サーモグラフィー上でも白虎加人参湯のエキス製剤を1包服用して1時間後に hot thermo area の皮膚温低下が認められた．

PHN の皮疹部が cool thermo area の場合は，温裏祛寒剤である当帰四逆加呉茱萸生姜湯(38)，人

参湯(32)，温経湯(106)，桂枝加芍薬湯(60)，桂枝加朮附湯を1包投与して，1時間後にサーモグラフィーを撮影したところ，皮膚温上昇が認められた漢方方剤はなく，自覚症状(疼痛，しびれ感)の軽減作用が確認できた方剤もなかったが，桂枝加朮附湯1包に附子を加えた処方を投与1時間後に自覚症状の軽度軽減効果が認められた．

サーモグラフィーを使用せずに，皮疹のみで皮膚温変化は判別できないわけだが，通常の診療現場の大半がサーモグラフィーを撮影できる環境にない．そこで，PHN の患者を虚実証で実証，中間証，虚証に3分類[7]して，実証の第一選択は清熱剤と活血化瘀剤の組み合わせである白虎加人参湯合桂枝茯苓丸あるいは黄連解毒湯合桂枝茯苓丸，第二選択は桂枝加朮附湯，中間証および虚証は桂枝加朮附湯を選択するといった簡易選択[8]を利用することが現実的であると思われる．

皮膚温は精神的緊張などで容易に変動する．帯状疱疹のような片側性皮膚疾患で左右差を観察し得る場合や，アトピー性皮膚炎の顔面紅皮症型皮疹のように顔面正中部の皮膚温が，顔面辺縁部の皮膚温に比べて明らかな差がある場合のように，皮膚温のパターンに違いが観察できるときにサーモグラフィーによる薬剤の効果検討は有用と考えられる．

PHN に熱証が持続する場合があり，その場合，黄連剤，石膏剤が奏功する[9]との報告もされている．帯状疱疹ウイルスによる炎症が消退して，PHN の時期になると，熱証は去り，血虚を伴う寒証へ移行するように考えがちだが，サーモグラフィーと虚実証を確認すると，PHN は熱証である場合も多く，その場合は清熱剤と活血化瘀剤が有効であった．また，PHN で寒証の場合，桂枝加朮附湯を服用1時間後には除痛効果もサーモグラフィー上での高温化も認めていないが，附子を加えて除痛効果が得られたことから，長く服用すれば効果も期待できると推測され，桂枝加朮附湯，麻黄附子細辛湯を長期に服用させてみると改善を認める症例も多い．

X年6月 初診	X+1年2月	X+1年3月	X+1年4月	X+1年5月	X+1年10月	X+1年12月	X+2年3月	X+2年5月
	蜂窩織炎 (下腹部)	蜂窩織炎 (鼠径, 顔面)	蜂窩織炎 (右鼠径部)	蜂窩織炎 (両鼠径部)	蜂窩織炎 (右鼠径部)	蜂窩織炎 (右鼠径部)	蜂窩織炎 (下腹部)	蜂窩織炎 (下腹部)
	全身症状(+)	全身症状(+)	全身症状(+)	全身症状(+)	全身症状(+)	全身症状(+)	全身症状(-)	全身症状(-)
	38.7℃	38.8℃	38.6℃発熱	38.7℃発熱	38.5℃発熱	37℃発熱	平熱	平熱
補中益気湯→中止			補中益気湯→→→	→	→	→	→	→
十全大補湯→→→	→	→	→	→	→	→	→	→
大柴胡湯→→→→→→→→→→→中止								
	抗生物質 (CCL)	抗生物質 (フロモックス)	抗生物質 (CCL)	抗生物質 (レボフロキサシン)	抗生物質 (CCL)	抗生物質 (CCL)	抗生物質 (CCL)	抗生物質 (CCL)

図 1.

桂枝加朮附湯(18):桂枝加芍薬湯に附子と朮を加えたもので,附子の祛寒・鎮痛作用と朮の利水作用をもつ.浮腫,下痢,疼痛など応用範囲は極めて広い.皮膚疾患では,PHN の基礎薬であり,膠原病の疼痛にもよい.鎮痛剤としてさらに効果増強を望むなら,附子を加える.

麻黄附子細辛湯(127):細辛・附子・桂枝による鎮痛作用が働く.桂枝加朮附湯を使用して効果が乏しい場合の第二選択とする.

頻回再発性の単純性疱疹,蜂窩織炎への漢方治療:十全大補湯(48)合補中益気湯(41)

顔面,陰部,臀部の慢性再発性の単純性疱疹,反復して再発する蜂窩織炎に対して漢方薬を用いることで,抗ウイルス・抗細菌感染免疫の賦活効果により,皮膚科標準治療(抗ウイルス剤・抗生物質)を補う効果を期待することができる.

1.頻回再発性の単純性疱疹

顔面,陰部,臀部の慢性再発性単純性疱疹で,毎月 1,2 回程度の頻度で単純性疱疹が再発する症例を漢方治療の対象とする.十全大補湯を投与し,3 か月程度の期間服用を続けても,再発傾向に変化がない場合,補中益気湯を追加して,十全大補湯合補中益気湯の処方にする.

筆者のクリニックにおいて,該当する再発性単純性疱疹患者が 2011 年 1 月〜同年 12 月に合計 8 名あり,十全大補湯あるいは十全大補湯合補中益気湯を継続服用することで,単純性疱疹の再発が年平均 3.9 回に減少した.

免疫機能改善作用を有する十全大補湯に補中益気湯を合方することで,効果の増強が期待できるものと考えている.

2.再発性の蜂窩織炎

全身症状を伴って反復する蜂窩織炎に対し,十全大補湯合補中益気湯を用いた例を紹介する(図1).

<症 例>43歳,男性

X 年 6 月,アトピー性皮膚炎の治療で初診し,補中益気湯合大柴胡湯(8)を継続して服用.X+1 年 2 月に発熱(38.7℃),倦怠感など全身症状を併発する下腹部の蜂窩織炎発症.蜂窩織炎部より培養にて G 群溶血レンサ球菌(Staphylococcus capitis)を検出.X+1 年 3 月,4 月,5 月と 4 か月連続で同様の全身症状を併発する蜂窩織炎を発症.X+1 年 2 月,全身症状を併発する蜂窩織炎を発症時に補中益気湯を中止し,細菌感染免疫機能の改善作用に優れた十全大補湯に変更して,十全大補湯合大柴胡湯を継続して服用したが,その後も同様の蜂窩織炎を毎月繰り返すため,十全大補湯では免疫機能改善作用が不十分と考えて,X+1 年 4 月より大柴胡湯を中止して十全大補湯合補中益気湯に変更した.その後,図 1 に示すように X+1 年 6 月から蜂窩織炎の発生頻度が減少,さらに蜂窩織炎再発時に併発していた発熱・倦怠感も X+2 年 3 月からなくなった.X 年 6 月の初診時以来,夜間の全身倦怠感を訴えていたが,X+1 年 11 月ごろより夜間の全身倦怠感も消失した.

十全大補湯は補気の四君子湯(75)と補血の四物湯(71)を組み合わせた八珍湯に,補気の黄耆(おうぎ)と温中散寒の桂枝が加えられた処方である.

表 1. まとめ

<table>
<tr><td colspan="2">帯状疱疹の漢方治療</td></tr>
<tr><td colspan="2">1．急性期の帯状疱疹の水疱・炎症対策：越婢加朮湯(28)</td></tr>
<tr><td colspan="2">2．亜急性期から慢性期帯状疱疹の瘢痕・潰瘍対策：十全大補湯(48)</td></tr>
<tr><td colspan="2">3．帯状疱疹後神経痛(PHN)の疼痛対策：</td></tr>
<tr><td></td><td>＜実　証＞白虎加人参湯(34)合桂枝茯苓丸(25)
　　　　　黄連解毒湯(15)合桂枝茯苓丸(25)
　　　　　桂枝加朮附湯(18)
＜中間証および虚証＞桂枝加朮附湯(18)，麻黄附子細辛湯(127)</td></tr>
<tr><td colspan="2">頻回再発性の単純性疱疹，蜂窩織炎への漢方治療</td></tr>
<tr><td colspan="2" align="right">十全大補湯(48)合補中益気湯(41)：抗ウイルス・抗細菌感染免疫の賦活効果の増強</td></tr>
</table>

八珍湯は免疫能改善作用を有する[10]．そのため，十全大補湯の免疫能改善作用を目的に手術後の体力回復，抗癌剤使用時の QOL 改善や副作用軽減，放射線治療の副作用軽減，癌やウイルス感染防御の免疫賦活効果[11]などに使用されてきた．黄耆は正常肉芽増生促進および排膿促進作用もあり，黄耆に四物湯に含まれる当帰が加わることでその効果が増強される．そのため，黄耆と当帰が配合された十全大補湯は，感染期から正常肉芽増生期まで全病期にわたり，褥瘡や皮膚潰瘍，帯状疱疹の瘢痕に使用できる．皮膚科疾患へは，帯状疱疹後の瘢痕・潰瘍，PHN の予防，頻回再発性の単純性疱疹，再発性の蜂窩織炎の再発予防，アトピー性皮膚炎，多汗症，びまん性脱毛症，褥瘡，皮膚潰瘍などに使用することができる．補中益気湯は黄耆と当帰に補気の生薬などが配合された処方構成で，十全大補湯の近似処方の1つである．

十全大補湯は処方内に含む八珍湯の作用で免疫能改善作用を有することから，抗ウイルス抗細菌感染免疫機能の賦活効果を期待して使用する場合に第一選択薬となるが，頻回再発性の単純性疱疹に使用した経験から，十全大補湯単独で免疫能改善効果が不十分の場合は補中益気湯を合方した十全大補湯合補中益気湯とすることで，抗ウイルス・抗細菌感染免疫の賦活効果を増強することができるものと考えられる．さらに，再発性の蜂窩織炎に使用した症例は，補中益気湯を長期使用していても，全身症状を伴う蜂窩織炎を発症したため，抗細菌感染免疫機能の賦活効果を期待して十全大補湯に変方したが，効果不十分であったことから十全大補湯合補中益気湯に変更して長期使用することで，蜂窩織炎の発生頻度が減少，さらに蜂窩織炎再発時に併発していた発熱・倦怠感といった全身症状も消失させることができた．感染免疫機能の賦活効果を利用するためには，十全大補湯単独ではなく，十全大補湯合補中益気湯を用いたほうがよいと考えられる．

帯状疱疹の漢方治療における急性期の水疱・炎症対策に用いる越婢加朮湯，亜急性期からの瘢痕・潰瘍対策に用いる十全大補湯，感染免疫機能の賦活効果に用いる十全大補湯合補中益気湯は皮疹や症状を証と考えて漢方薬の薬効を治療に当てることができるため，あえて虚実証や舌診・脈診・腹診など全身の証をみる必要性に乏しい．それに対して，PHN の疼痛対策には皮疹のような局所の証のみではなく虚実証といった全身の証を加味して治療に当たることが望ましい．

文　献

1) 安江　隆ほか：帯状疱疹の治療．皮膚臨床，**14**：12，1972．

2) 吉嶺孝和，吉村　望：ペインクリニックにおける漢方薬使用の経験—特に帯状疱疹後神経痛に対する効果—．新薬と臨牀，**32**：815-818，1983．

3) 瀧本　眞：越婢加朮湯の帯状疱疹後神経痛に対する予防効果の検討．ペインクリニック，**25**(8)：1073-1079，2004．

4) 五味俊彦，田中　信：帯状疱疹および帯状疱疹後神経痛に対する柴苓湯の鎮痛効果—発生部位別（上半身と下半身）の比較検討．基礎と臨床，**22**：277-280，1988．

5) 曾野維喜：帯状疱疹に対する清熱解毒療法．漢方医学，**12**(7)：20-22，1988．

6) 三田哲郎，安江　隆：サーモグラフィーによる帯状疱疹後神経痛の漢方方剤の選択．皮膚科紀要，

87(1)：23-28，1992.

7) 田中大也：整形外科医，リウマチ科医のための現代漢方医学，メディカルレビュー社, p. 16, 1990.

8) 三田哲郎：帯状疱疹後神経痛の漢方製剤による治療．和漢医薬学会誌，8：296-297，1991.

9) 平田道彦：熱証が残存した帯状疱疹後神経痛の漢方治療．痛みと漢方，24：74-76，2014.

10) 三田哲郎：【皮膚科漢方処方ベストマッチ22】十全大補湯（体力低下を補う），*MB Derma*，211：59-61，2013.

11) 丁　宗鐵：方剤薬理シリーズ13 十全大補湯(1). 漢方医学，20(1)：24-29，1996.

2019-2020 全国の認定医学書専門店一覧

北海道・東北地区

北海道	東京堂書店・北24条店
	昭和書房
宮 城	アイエ書店
秋 田	西村書店・秋田支店
山 形	髙陽堂書店

関東地区

栃 木	廣川書店・獨協医科大学店
	廣川書店・外商部
	大学書房・獨協医科大学店
	大学書房・自治医科大学店
群 馬	廣川書店・高崎店
	廣川書店・前橋店
埼 玉	文光堂書店・埼玉医科大学店
	大学書房・大宮店
千 葉	志学書店
東 京	文光堂書店・本郷店
	文光堂書店・外商部
	文光堂書店・日本医科大学店
	医学堂書店
	稲垣書店
	文進堂書店
	帝京ブックセンター（文進堂書店）
	文光堂書店・板橋日大店
	文光堂書店・杏林大学医学部店
神奈川	鈴文堂

東海・甲信越地区

山 梨	明倫堂書店・甲府店
長 野	明倫堂書店
新 潟	考古堂書店
	考古堂書店・新潟大学医歯学総合病院店
	西村書店
静 岡	ガリバー・浜松店
愛 知	大竹書店
	ガリバー・名古屋営業所
三 重	ワニコ書店

近畿地区

京 都	神陵文庫・京都営業所
	ガリバー・京都店
	辻井書院
大 阪	神陵文庫・大阪支店
	神陵文庫・大阪サービスセンター
	辻井書院・大阪歯科大学天満橋病院売店
	関西医書
	神陵文庫・大阪大学医学部病院店
	神陵文庫・大阪医科大学店
	ワニコ書店
	辻井書院・大阪歯科大学楠葉学舎売店
	神陵文庫・大阪府立大学羽曳野キャンパス店
兵 庫	神陵文庫・本社
奈 良	奈良栗田書店・奈良県立医科大学店
	奈良栗田書店・外商部
和歌山	神陵文庫・和歌山営業所

中国・四国地区

島 根	島根井上書店
岡 山	泰山堂書店・鹿田本店
	神陵文庫・岡山営業所
	泰山堂書店・川崎医科大学店
広 島	井上書店
	神陵文庫・広島営業所
山 口	井上書店
徳 島	久米書店
	久米書店・医大前店

九州・沖縄地区

福 岡	九州神陵文庫・本社
	九州神陵文庫・福岡大学医学部店
	井上書店・小倉店
	九州神陵文庫・九州歯科大学店
	九州神陵文庫・久留米大学医学部店
熊 本	金龍堂・本荘店（外商）
	金龍堂・まるぶん店
	九州神陵文庫・熊本出張所（外商）
	九州神陵文庫・熊本大学医学部病院店
大 分	九州神陵文庫・大分営業所
	九州神陵文庫・大分大学医学部店
宮 崎	田中図書販売（外商）
	メディカル田中
鹿児島	九州神陵文庫・鹿児島営業所

＊医学書専門店の全店舗（本・支店，営業所，外商部）が認定店です。各書店へのアクセスは本協会ホームページから可能です。

2020.01作成

　日本医書出版協会では上記書店を医学書の専門店として認定しております。本協会認定証のある書店では，医学・看護書に関する専門的知識をもった経験豊かな係員が皆様のご購入に際して，ご相談やお問い合わせに応えさせていただきます。

　また正確で新しい情報を常にキャッチし，見やすい商品構成などにも心がけて皆様をお迎えいたします。医学書・看護書をご購入の際は，お気軽に，安心して認定店をご利用賜りますようご案内申し上げます。

JMPA Japan medical publishers association　一般社団法人 **日本医書出版協会**
https://www.medbooks.or.jp/

〒113-0033
東京都文京区本郷5-1-13 KSビル7F
TEL (03)3818-0160　　FAX (03)3818-0159

FAX による注文・住所変更届け

改定：2015 年 1 月

毎度ご購読いただきましてありがとうございます．

読者の皆様方に小社の本をより確実にお届けさせていただくために，FAX でのご注文・住所変更届けを受けつけております．この機会に是非ご利用ください．

◎ ご利用方法

FAX 専用注文書・住所変更届けは，そのまま切り離して FAX 用紙としてご利用ください．また，注文の場合手続き終了後，ご購入商品と郵便振替用紙を同封してお送りいたします．**代金が 5,000 円をこえる場合，代金引換便とさせて頂きます．** その他，申し込み・変更届けの方法は電話，郵便はがきも同様です．

◎ 代金引換について

本の代金が 5,000 円をこえる場合，代金引換とさせて頂きます．配達員が商品をお届けした際に，現金またはクレジットカード・デビットカードにて代金を配達員にお支払い下さい(本の代金＋消費税＋送料)．(※年間定期購読と同時に 5,000 円をこえるご注文を頂いた場合は代金引換とはなりません．郵便振替用紙を同封して発送いたします．代金後払いという形になります．送料は定期購読を含むご注文の場合は頂きません)

◎ 年間定期購読のお申し込みについて

年間定期購読は，1 年分を前金で頂いておりますため，代金引換とはなりません．郵便振替用紙を本と同封または別送いたします．送料無料，また何月号からでもお申込み頂けます．

毎年末，次年度定期購読のご案内をお送りいたしますので，定期購読更新のお手間が非常に少なく済みます．

◎ 住所変更届けについて

年間購読をお申し込みされております方は，その期間中お届け先が変更します際，必ずご連絡下さいますようよろしくお願い致します．

◎ 取消，変更について

取消，変更につきましては，お早めに FAX，お電話でお知らせ下さい．

返品は，原則として受けつけておりませんが，返品の場合の郵送料はお客様負担とさせていただきます．その際は必ず小社へご連絡ください．

◎ ご送本について

ご送本につきましては，ご注文がありましてから約 1 週間前後とみていただきたいと思います．お急ぎの方は，ご注文の際にその旨をご記入ください．至急送らせていただきます．2〜3 日でお手元に届くように手配いたします．

◎ 個人情報の利用目的

お客様から収集させていただいた個人情報，ご注文情報は本サービスを提供する目的(本の発送，ご注文内容の確認，問い合わせに対しての回答等)以外には利用することはございません．

その他，ご不明な点は小社までご連絡ください．

株式会社 全日本病院出版会　〒113-0033 東京都文京区本郷 3-16-4-7 F
電話 03(5689)5989　FAX03(5689)8030　郵便振替口座 00160-9-58753

FAX 専用注文用紙 5,000 円以上代金引換 <small>(皮 '20.4)</small>

	冊
Derma 年間定期購読申し込み（送料無料） □ 2020 年__月～12 月　　□ 2019 年 1 月～12 月（定価 41,690 円）	
□ **Derma バックナンバー申し込み** 　No.	
<small>Monthly Book Derma. 創刊 20 周年記念書籍</small> □ **そこが知りたい 達人が伝授する日常皮膚診療の極意と裏ワザ**（定価 13,200 円）	冊
<small>Monthly Book Derma. 創刊 15 周年記念書籍</small> □ **匠に学ぶ皮膚科外用療法―古きを生かす，最新を使う―**（定価 7,150 円）	冊
<small>Monthly Book Derma. No. 294（'20.4 月増刊号）</small> □ **"顔の赤み" 鑑別・治療アトラス**（定価 6,380 円）**新刊**	冊
<small>Monthly Book Derma. No. 288（'19.10 月増大号）</small> □ **実践！皮膚外科小手術・皮弁術アトラス**（定価 5,280 円）	冊
<small>Monthly Book Derma. No. 281（'19.4 月増刊号）</small> □ **これで鑑別は OK！ ダーモスコピー診断アトラス**（定価 6,160 円）	冊
<small>Monthly Book Derma. No. 275（'18.10 月増大号）</small> □ **外来でてこずる皮膚疾患の治療の極意**（定価 5,280 円）	冊
<small>Monthly Book Derma. No. 268（'18.4 月増刊号）</small> □ **これが皮膚科診療スペシャリストの目線！ 診断・検査マニュアル**（定価 6,160 円）	冊
<small>Monthly Book Derma. No. 262（'17.10 月増大号）</small> □ **再考！美容皮膚診療―自然な若返りを望む患者への治療のコツ―**（定価 5,280 円）	冊
PEPARS 年間定期購読申し込み（送料無料） □ 2020 年__月～12 月　　□ 2019 年 1 月～12 月（定価 42,020 円）	
□ **PEPARS バックナンバー申し込み**　　No.	
<small>PEPARS No. 147（'19.3 月増大号）</small> □ **美容医療の安全管理とトラブルシューティング**（定価 5,720 円）	冊
<small>PEPARS No. 135（'18.3 月増大号）</small> □ **ベーシック＆アドバンス 皮弁テクニック**（定価 5,720 円）	冊
□ **美容外科手術―合併症と対策―**（定価 22,000 円）**新刊**	冊
□ **グラフィック　リンパ浮腫診断―医療・看護の現場で役立つケーススタディ―**（定価 7,480 円）	冊
□ **足育学 外来でみるフットケア・フットヘルスウェア**（定価 7,700 円）	冊
□ **ケロイド・肥厚性瘢痕 診断・治療指針 2018**（定価 4,180 円）	冊
□ **実践アトラス 美容外科注入治療 改訂第 2 版**（定価 9,900 円）	冊
□ **化粧医学―リハビリメイクの心理と実践―**（定価 4,950 円）	冊
□ **Non-Surgical 美容医療超実践講座**（定価 15,400 円）	冊
□ **カラーアトラス 爪の診療実践ガイド**（定価 7,920 円）	冊
□ **スキルアップ！ニキビ治療実践マニュアル**（定価 5,720 円）	冊
□ **イチからはじめる 美容医療機器の理論と実践**（定価 6,600 円）	冊
<small>その他（雑誌名/号数，書名をご記入ください）</small> □	冊

お名前	フリガナ		診療科
		要捺印	
ご送付先	〒　　　―		

TEL： （　　　　）	FAX： （　　　　）

FAX 03-5689-8030 全日本病院出版会行

年　　月　　日

住 所 変 更 届 け

お 名 前	フリガナ	
お客様番号		毎回お送りしています封筒のお名前の右上に印字されております8ケタの番号をご記入下さい。
新お届け先	〒　　　　　都 道 　　　　　　　府 県	
新電話番号	（　　　　　）	
変更日付	年　　月　　日より	月号より
旧お届け先	〒	

※ 年間購読を注文されております雑誌・書籍名に✓を付けて下さい。
- ☐ Monthly Book Orthopaedics （月刊誌）
- ☐ Monthly Book Derma. （月刊誌）
- ☐ 整形外科最小侵襲手術ジャーナル （季刊誌）
- ☐ Monthly Book Medical Rehabilitation （月刊誌）
- ☐ Monthly Book ENTONI （月刊誌）
- ☐ PEPARS （月刊誌）
- ☐ Monthly Book OCULISTA （月刊誌）

バックナンバー 一覧

Monthly Book Derma. デルマ

2020 年度　年間購読料　42,130 円
通常号 2,750 円（本体価格 2,500 円＋税）× 11 冊
増大号 5,500 円（本体価格 5,000 円＋税）× 1 冊
増刊号 6,380 円（本体価格 5,800 円＋税）× 1 冊

※各号定価：本体 2,500 円＋税（増刊・増大号は除く）
※ 2015 年以前のバックナンバーにつきましては，弊社ホームページ（https://www.zenniti.com）をご覧ください．

"中毒疹" 診断のロジックと治療

編集企画／新潟大学教授　　　　　　　　阿部理一郎

編集主幹：照井　　正　日本大学教授　　　｜　　No. 295　編集企画：
　　　　　大山　　学　杏林大学教授　　　｜　　　清水忠道　富山大学教授

Monthly Book Derma. No. 295

2020 年 4 月 15 日発行（毎月 15 日発行）　　　　　発行者　　末 定 広 光
　　定価は表紙に表示してあります．　　　　　　発行所　　株式会社　全日本病院出版会
　　　　　　　　　　　Printed in Japan　　　　　〒 113-0033 東京都文京区本郷 3 丁目 16 番 4 号 7 階
　　　　　　　　　　　　　　　　　　　　　　　　電話　（03）5689-5989　Fax（03）5689-8030
　　　　　　　　　　　　　　　　　　　　　　　　郵便振替口座 00160-9-58753
　　　　　　　　　　　　　　　　　　　　　　印刷・製本　三報社印刷株式会社　　　電話（03）3637-0005
ⓒ ZEN・NIHONBYOIN・SHUPPANKAI, 2020　　　広告取扱店　㈱メディカルブレーン　　電話（03）3814-5980